TABAGISMO
UMA DOENÇA PEDIÁTRICA
ASMA E TABAGISMO PASSIVO

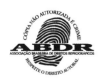

TABAGISMO
UMA DOENÇA PEDIÁTRICA
ASMA E TABAGISMO PASSIVO

João Paulo Becker Lotufo

Sarvier, 1ª edição, 2007

Projeto Gráfico/Capa
CLR Balieiro Editores

Fotolitos/Impressão/Acabamento
Gráfica Ave-Maria

Direitos Reservados
Nenhuma parte pode ser duplicada ou
reproduzida sem expressa autorização do Editor

sarvier

Sarvier Editora de Livros Médicos Ltda.
Rua dos Chanés 320 – Indianópolis
CEP 04087-031   Telefax (11) 5093-6966
E-mail: sarvier@uol.com.br
São Paulo – Brasil

Dados Internacionais de Catalogação na Publicação (CIP)
(Câmara Brasileira do Livro, SP, Brasil)

Lotufo, João Paulo Becker
    Tabagismo : uma doença pediátrica / João Paulo
Becker Lotufo. -- São Paulo : SARVIER, 2007.

    Bibliografia.
    ISBN 978-85-7378-174-8

    1. Crianças - Doenças - Efeitos da fumaça do
cigarro 2. Dependência química 3. Fumantes
passivos - Aspectos de saúde 4. Poluição da fumaça
do cigarro na infância e juventude 5. Tabaco -
Efeitos fisiológicos 6. Tabaco - Hábito - Prevenção
I. Título.

07-0400   CDD-613.85

Índices para catálogo sistemático:
1. Tabagismo : Efeitos na saúde : Medicina   613.85

TABAGISMO
UMA DOENÇA PEDIÁTRICA

ASMA E TABAGISMO PASSIVO

João Paulo Becker Lotufo

Responsável pelo Pronto-Socorro Infantil.
Coordenador do Grupo Antitabágico –
Hospital Universitário da Universidade de São Paulo
Coordenador de Pacientes Externos –
Hospital Universitário da Universidade de São Paulo.

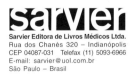

Sarvier Editora de Livros Médicos Ltda.
Rua dos Chanés 320 – Indianópolis
CEP 04087-031 Telefax (11) 5093-6966
E-mail: sarvier@uol.com.br
São Paulo – Brasil

Homenagem ao Dr. José Rosemberg

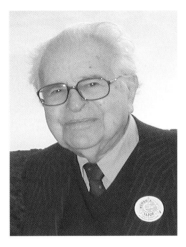

Dr. José Rosemberg

Eu o conheci no Instituto da Criança da Universidade de São Paulo durante a minha especialização em Pneumologia Pediátrica com Dra. Tatiana Rozov. Dr. Rosemberg já tinha aproximadamente 70 anos, falando do tabagismo. Contra, é claro.

Vinte anos após, tive o prazer de estar com ele em dois congressos sobre tabagismo, em Brasília e Belo Horizonte. Caminhava com certa dificuldade, mas quando chegava à frente, sua esposa arrumava seu terno e seu pullover e aí ouvia-se aulas brilhantes com o velho projetor de transparências. Sempre atualizado, conseguia entreter a platéia interessada em diminuir a epidemia de tabagismo, como a chamava.

Tive a oportunidade de convidá-lo para uma palestra ao corpo clínico do Departamento de Pediatria do Hospital Universitário, e outra para os pneumologistas da Sociedade de Pediatria de São Paulo.

No Congresso de Pneumologia no Rio de Janeiro, assisti-o novamente falando sobre tabagismo. Dizia que parou de fumar aos 40 anos, mas até agora, com 94 anos, tinha vontade de fumar, explicando a força do vício. Números não eram seus problemas, pois gostava de falar quantos cigarros eram fumados por dia no mundo e o custo disto para a área de saúde. No final da aula, Dr. Rosemberg caminhou com certa dificuldade até o fundo da sala e me entregou seu livro recém-editado. Posso dizer que foi uma grande emoção para mim. Assisti ainda uma homenagem a ele prestada, quando proferiu uma palestra sobre a história do BCG. Realmente ele conhecia tudo sobre o BCG, pois participou de todas as suas etapas.

Estive com ele em sua residência alguns meses depois, após várias tentativas, pois estava doente. Lá pude convidá-lo para escrever sobre a História do Tabagismo em um livro que começava a se esboçar, endereçado aos pediatras, idéia que o agradou imensamente. Também pedi para que ele me autografasse o seu livro, aquele que eu havia recebido de suas mãos.

Infelizmente não houve tempo hábil para que Dr. José Rosemberg escrevesse mais alguma coisa. Por isso pedi autorização à sua família para transcrever algumas páginas de seu livro, contando a história do tabagismo. Tenho a satisfação de ter sido introduzido na luta antitabágica pelo expoente desta luta, Dr. José Rozemberg.

João Paulo Becker Lotufo

COLABORADORES

Ana Lúcia Mendes Lopes – Enfermeira da Unidade Básica de Assistência à Saúde do Hospital Universitário da Universidade de São Paulo. Especialista em Saúde Pública e em Administração de Serviços de Saúde pela Faculdade de Saúde Pública da Universidade de São Paulo.

Eliane Janny Barbanti – Professora de Educação Física – Escola de Educação Física da Universidade de São Paulo. Mestrado em Psicologia do Esporte Universidade de Iowa/EUA. Área no CEPEUSP. Coordenadora do Núcleo de Psicologia do Esporte e Atividade Física (NUPSEA). Programa Complementar ao Tratamento de Depressão. Atividade Física para Dependentes Químicos.

Evelyn Kaoru Nakamoto – Nutricionista do Hospital Universitário da Universidade de São Paulo.

Fabíola Del Carlo Bernardi – Médica Assistente do Hospital das Clínicas da Faculdade de Medicina da Universidade de São Paulo. Professora Assistente da Santa Casa – Faculdade de Ciências Médicas de São Paulo.

Frederico Leon Arrabal Fernandes – Médico Assistente da Disciplina de Pneumologia do Hospital das Clínicas da Faculdade de Medicina da Universidade de São Paulo. Médico Assistente da Divisão da Clínica Médica do Hospital Universitário da Universidade de São Paulo.

Jayro Guimarães Jr. – Professor Doutor da Disciplina de Semiologia da Faculdade de Odontologia da Universidade de São Paulo, Especialista em Estomatologia.

João Paulo Becker Lotufo – Mestre em Pediatria pela Universidade de São Paulo, Assistente de Direção do Hospital Universitário da USP, Coordenador do Projeto Antitabágico do Hospital Universitário da USP, Membro Sociedade Brasileira de Pediatria e Sociedade Brasileira de Pneumologia e Tisiologia.

José Rosemberg – Homenageado - Professor Titular de Tuberculose e Doenças Pulmonares da Faculdade de Ciências Médicas de Sorocaba, Pontifícia Universidade Católica de São Paulo.

Lislaine Aparecida Fracolli – Enfermeira Especialista em Saúde Pública pela UNAERP. Mestre em Educação Especial pela UFSCar. Doutora em Enfermagem pela Escola de Enfermagem da Universidade de São Paulo. Professora Doutora do Departamento de Enfermagem em Saúde Coletiva da Escola de Enfermagem da Universidade de São Paulo.

Marcia de Souza Campos – Enfermeira da Seção de Ambulatório do Hospital Universitário da Universidade de São Paulo. Especialista em Enfermagem Gerontológica. Especialista em Saúde Coletiva com enfoque no PSF pela Escola de Enfermagem da Universidade de São Paulo.

Maria Claudia N. Zerbini – Professora Assistente e Doutora do Departamento de Patologia do Hospital Universitário da Faculdade de Medicina da Universidade de São Paulo.

Marina Cassab Carreira – Nutricionista do Hospital Universitário da Universidade de São Paulo. Mestre em Nutrição Humana Aplicada pelo PRONUT da Faculdade de Ciências Farmacêuticas da Universidade de São Paulo.

Marina Hideko Anabuki – Enfermeira da Unidade Básica de Assistência à Saúde do Hospital Universitário da Universidade de São Paulo. Especialista em Saúde da Mulher no Climatério pela Faculdade de Saúde Pública da Universidade de São Paulo. Especialista em Saúde Coletiva com Enfoque no PSF pela Escola de Enfermagem da Universidade de São Paulo. Mestre em Enfermagem pela Escola de Enfermagem da Universidade de São Paulo.

Miriam Duarte – Médica Assistente da Clínica Obstétrica do Hospital Universitário da Universidade de São Paulo. Médica Assistente do NGA – Maria Zélia – UNIFESP.

Sandra Elizabete Vieira – Doutora em Medicina pela Universidade de São Paulo e Professora do Departamento de Pediatria da Faculdade de Medicina da Universidade de São Paulo.

Sílvia Maria de Carvalho – Psicóloga do Instituto de Psiquiatria do Hospital das Clínicas da Faculdade de Medicina da Universidade de São Paulo.

Soraia Covelo Goulart – Nutricionista, Chefe da Seção de Dietética Hospitalar do Serviço de Nutrição e Dietética do Hospital Universitário da Universidade de São Paulo. Especialista em Controle de Qualidade em Unidades de Alimentação e Nutrição pela Faculdade Integrada São Paulo (FISP).

Ubiratan de Paula Santos – Doutor em Ciências pela Universidade de São Paulo. Médico Assistente da Disciplina de Pneumologia do Incor – Hospital das Clínicas da Faculdade de Medicina da Universidade de São Paulo.

CONTEÚDO

1. A História do tabaco 1
José Rosemberg

2. O que a indústria sabia e não contou 9
José Rosemberg

3. Tabagismo, uma doença pediátrica 17
João Paulo Becker Lotufo

4. Tabagismo passivo e asma na infância 21
Sandra Elisabete Vieira e *João Paulo Becker Lotufo*

5. Grupos de apoio para pais fumantes 29
João Paulo Becker Lotufo

6. Porque tornar o seu local de trabalho ou sua casa livre do
cigarro 31
João Paulo Becker Lotufo

7. Tratamento farmacológico para a cessação do tabagismo 37
Frederico Leon Arrabal Fernandes e *Ubiratan de Paula Santos*

8. Alguns pressupostos da terapia comportamental
na dependência do cigarro 43
Sílvia Maria de Carvalho

9. As ações da enfermeira no grupo multidisciplinar
de controle do tabagismo 57
Marina Hideko Anabuki, Ana Lúcia Mendes Lopes,
Marcia de Souza Campos e *Lislaine Aparecida Fracolli*

10. A visão do patologista sobre o tabagismo 69
Maria Claudia N. Zerbini e Fabíola Del Carlo Bernardi

11. Tabagismo e odontologia 79
Jayro Guimarães Jr.

12. Influência do tabagismo na fertilidade, gestação e lactação 93
Mirian Duarte

13. A visão do nutricionista 101
*Soraia Covelo Goulart, Evelyn Kaoru Nakamoto e
Marina Cassab Carreira*

14. A visão do profissional de educação física 109
Eliane Janny Barbanti

Capítulo **1**

A HISTÓRIA DO TABACO

José Rosemberg

O berço no qual se disseminou a nicotina conduzida pelo tabaco foi a América. É de tempos imemoráveis o costume dos aborígines americanos de fumar tabaco nas cerimônias religiosas. É um enigma que tantas culturas indígenas espalhadas neste continente, as quais dificilmente podiam contatar-se, vivenciassem ritual semelhante mágico-religioso sagrado, no qual o sacerdote, cacique ou pajé e seus circunstantes entravam em transe aspirando o fumo do tabaco.

Quando Colombo aportou nestas paragens, plantava-se tabaco em todo o continente. Uma das primeiras notícias foi levada à Espanha por Don Rodrigo de Jeres, capitão da tripulação das naves de Colombo, levando para a Corte planta e sementes de tabaco. A primeira referência impressa é de 1526 na História Natural de Las Índias, de Don Gonzalo Fernandes. Para Portugal, a primeira leva de tabaco foi através de Luís de Góes, donatário no Brasil em 1542, sendo cultivado pela Farmácia Real em Lisboa. Para a França, o tabaco chegou por dois caminhos: remetido em 1560 por Damião Góes, ex-embaixador na Flandres, a Jean Nicot, por sua vez embaixador da França em Portugal. Esse atribuiu à erva, então denominada *petum*, a cura de úlcera renitente que tinha na perna. Entusiasmado, enviou-a à rainha Catarina de Médicis, que, informada de suas virtudes, usou-a em tizanas para melhorar sua enxaqueca crônica. O *petum* passou então a ser chamado "erva da rainha", "erva mediceia" ou "catarinária". Outro caminho para a

França foi por meio de André Thevet, frade franciscano, que esteve no Brasil como capelão da expedição francesa chefiada por Cologny. Thevet, em 1555, cultivou o *petum* no jardim do seu mosteiro em Paris. Em 1565, o tabaco chegou à Inglaterra por meio de Sir Hawkins, trazendo-o das plantações da colônia Virgínia e cultivando-o em Londres.

Navegadores e viajantes informaram sobre o tabaco; destes destacaram-se Hans Staden, em 1557, e Jean Lery, em 1592, cujos relatos foram ilustrados com gravuras de pajés e oficiantes índios fumando em rituais religiosos.

O tabaco espalhou-se pela Europa como rastilho de pólvora. Cinqüenta anos após sua chegada, praticamente se fumava cachimbo em todo o continente: nobres, plebeus, soldados e marinheiros. Para os ricos, criaram-se as *Tabagies*, onde homens e mulheres se reuniam em tertúlias, fumando longos cachimbos. Rapidamente o tabaco integrou-se a todas as populações do mundo civilizado.

Na Prússia, o tabagismo difundiu-se impulsionado por Frederico Guilherme, que no início do século XVIII, em sua corte, fundou o Tabak Collegium, no qual, diariamente, ministros, generais, políticos e literatos discutiam, propunham e assinavam decretos, sentados em torno de imensa mesa chupando cachimbos com hastes de meio metro ou mais. A partir do século XVII, na Europa, praticamente todos os generais, soldados e populares fumavam. Um exemplo disso é o enorme navio "Vasa", orgulho da frota escandinava, que afundou em 1628. Em 1961 ele foi içado com sua estrutura e utensílios intactos. Entre estes, recuperaram-se centenas de cachimbos de argila, testemunhando como, já no início do século XVII, o tabagismo estava tão disseminado. Tapeçarias dos séculos XVII e XVIII, flamencas, francesas e de outros países, mostram personagens com cachimbos. Pintores célebres de toda Europa, desses referidos séculos, reproduziram em suas telas personagens fumando ou aspirando rapé. Tudo isso atestando como o tabagismo rapidamente se difundiu, constituindo um dos maiores fenômenos de transculturação no mundo.

O nome "nicotina" deriva de Nicot. Entre os cientistas dedicados à botânica, estabeleceu-se longa polêmica sobre a prioridade do tabagismo, havendo partidários de Nicot e de Thevet. Na sua obra "L'histoire des plantes", Jacques Delachamps, médico e agrônomo, denominou a planta "erva de Nicot". Em 1584, o dicionário francês-latim de Etienne e Thiery incluiu o verbete *nicotiana*. Os partidários de Thevet contestaram essa nomenclatura, propondo a denominação thevetiana. A controvérsia arrastou-se por cerca de dois séculos, sendo definitivamente encerrada a favor de Nicot, em 1737, com a primeira classificação científica de Linneu, registrando *Nicotiana tabacum* e as variedades *Nicotiana rustica, Nicotiana glutinosa e Nicotiana penicilata*. Existem ainda outras variedades, especialmente as identificadas no Peru. As consagradas são a *Nicotiana tabacum*, mais difundida por ser suave e de aroma delicado, e a *Nicotiana rustica*, mais forte e de paladar menos agradável, usada em algumas regiões e por mais tempo, na Rússia.

Em 1809, Vauquelin identificou no extrato do tabaco um princípio básico nitrogenado, denominando-o de "nicotianina". Em 1828, Posselt e Reimann, da Universidade de Heildelberg, isolaram o referido princípio denominando-o *nikotin*. Porém, na França, o vocábulo "nicotina" já era conhecido desde 1818, conforme informa o dicionário Robert. A fórmula química bruta da nicotina, $CH_{10}H_{14}N_2$, foi determinada em 1840. A nicotina foi sintetizada pela primeira vez em 1890.

Encerrando, ficamos imaginando que, se Thevet tivesse ganhado a batalha pela prioridade do fumo, então chamado *petum*, esta monografia estaria discorrendo sobre a *tevetina*.

A UNIVERSALIZAÇÃO DA NICOTINA

Logo que chegou à Europa, o tabaco alterou imediata e dramaticamente o contexto da política econômica dos governos, tornando-se a maior fonte de renda dos cofres públicos.

A Espanha, no começo do século XVII, mantinha grande parcela do comércio do tabaco na Europa e tentou estabelecer o monopólio no continente, no que foi obstada pela Inglaterra e Holanda, que, por anos, dominaram as importações e exportações. Essas asseguraram o transporte de tabaco pelos seus navios, cobrando pesadas taxas que os demais países eram obrigados a pagar. Empresas tornaram-se verdadeiras potências como a Companhia das Índias e a Virgínia Company da Inglaterra.

Vários países defenderam-se com seus monopólios, como a França, que, em 1629, criou a chamada "Ferme Generale", garantindo para o Estado um controle férreo, passando a ser o único importador, fabricante e vendedor de tabaco. A "Ferme Generale" adquiriu poderes ilimitados, prendendo e até executando os contrabandistas de tabaco. Destes, entrou para a história Louis Mandrin que, por volta de 1740, organizou uma poderosa rede de contrabando de tabaco, formando um verdadeiro exército, combatendo as tropas legais e dominando larga região da França. Até tabaco contrabandeado do Brasil entrou nesta rede. Ao final de 15 anos, Mandrin foi preso e supliciado em praça pública até a morte. A Revolução Francesa, através da Assembléia Nacional Constituinte, em 1791, extinguiu a "Ferme Generale" e seus dirigentes foram guilhotinados, entre eles o cientista Lavoisier, inventor de uma máquina de reduzir tabaco a pó.

O tabaco chegou à Itália em 1561 por meio do Cardeal Prospero Santa Croce, que levou sementes fornecidas por Nicot. Foi cultivado no Vaticano, sendo chamado "erva santa" ou "divina". O cachimbo e o rapé introduziram-se nas igrejas. A catedral de São Pedro obscurecia-se durante os ofícios. Clérigos aspiravam tabaco nos altares e, na Catedral de Sevilha, houve padres que cachimbavam durante a missa. O Papa Urbano VIII tomou uma decisão drástica, editando bula com interdição aos fumantes, condenando-os à excomunhão. Na discussão teológica que se estabeleceu, jesuítas levantaram a objeção de que fumar só seria pecado se o ato tivesse a intenção de desafiar a ordem divina.

Portugal criou monopólio do tabaco em 1674, instituindo a Mesa de Inspeção de Tabaco com legislação punindo o contrabando, a qual vigorou inclusive no Brasil até depois da independência. No Brasil colônia, o tabaco serviu de moeda forte no escambo de escravos do Congo, de Guiné e de Angola.

Chegando o tabaco ao mundo civilizado, a maneira comum de consumí-lo foi o cachimbo. Este dominou por quase três séculos. Prosperaram as fábricas de cachimbos que se expandiram por quase toda Europa e América do Norte. Praticamente todos os materiais caros e baratos foram aproveitados. Houve cachimbos caríssimos, sendo os mais célebres de propriedade de reis e nobres ricos, esculpidos em marfim, alguns deles expostos em museus.

A partir do século XVIII, espalhou-se a mania de aspirar rapé, que reinou por uns 200 anos. Os nobres usavam tabaqueiras até de ouro cravejadas de diamantes. Prosperou a indústria da ourivesaria miniaturizada, executada por artistas notórios. Havia os que usavam uma tabaqueira por dia, possuindo centenas de tipos diferentes. No casamento de Maria Antonieta com Delfim, que depois foi Louis XVI, constou verba de 38.205 libras para a aquisição de tabaqueiras. Meternich, possuidor de 600 tabaqueiras, dizia que o diplomata que não soubesse usá-la com distinção, perderia a partida nos acordos políticos. Napoleão, que restabeleceu a liberdade do plantio, fabrico e comércio do tabaco, presenteava todos os novos embaixadores com uma tabaqueira custando de 5 a 15 mil francos, conforme a importância do país.

O povo, sem posses, usava o rapé deposto no dorso do polegar da mão, que flexionado forma uma fosseta triangular. Nos livros de anatomia é chamada de "tabaqueira anatômica".

O charuto teve seu reinado no século XIX. Sua popularidade entre os abastados simbolizava elevado *status* econômico-social. Nos Estados Unidos, havia a figura do *uncle san* de cartola e com um enorme charuto na boca.

O cigarro surgiu em meados do século XIX. Na Espanha, porém, muito antes já se fumava tabaco enrolado em papel, denominado "papelete". Existe uma tapeçaria, desenhada por Goya em 1747, figurando jovens com cigarros entre os dedos. Parece que o termo *cigarillos* em espanhol deriva de cigarral, nome dado a hortas e plantações invadidas por cigarras. O nome generalizou-se: *cigarette* em francês, inglês e algumas outras línguas; *zigarette* em alemão; *sigaretta* em italiano, e cigarro em português. Em várias línguas, cigarro ou *cigar* referem-se a charuto. Paris foi invadida pelo cigarro em 1860. Nos Estados Unidos, houve verdadeira explosão do cigarro na década de 1880, quando se inventou uma máquina que produzia duzentas unidades por minuto. Logo, surgiram máquinas produzindo centenas de milhões por dia. O cigarro teve sua expansão por ser mais econômico, mais cômodo de carregar e usar do que o charuto ou o cachimbo. A primeira grande expansão mundial foi após a Primeira Guerra Mundial, de 1914 a 1918. Entretanto, sua difusão foi praticamente no sexo masculino. A difusão entre as mulheres cresce após a Segunda Guerra Mundial, de 1939 a 1945.

A nicotina transportada pelo tabaco envolucrado no cigarro, generalizou-se pelo mundo, através de inusitada transculturação. O tabaco foi e tem sido incensado em todos os ramos da manifestação cultural, sendo inclusive tema filosófico. Assim, por exemplo, já em 1650, foi grande o sucesso do "Balé do Tabaco" na corte de Savoia. Molière, na peça Don Juan, logo no primeiro ato, apresenta um ditirambo sobre o tabaco. Na música erudita, Bach escreve a cantata *Die tabakpfeifer*. As óperas "Carmen de Bizet" e a "Secreto de Susana", de Wolf-Ferrari, contêm temas sobre tabaco. A música popular de todos os países fala de tabaco, inclusive a brasileira, na qual temos quase uma centena delas. Trataram do tabaco poetas como Baudelaire, Fernando Pessoa e, entre nós, Augusto dos Anjos. Na literatura de ficção, são centenas de autores, destacando-se Tchekov, Thomas Mann, Ítalo Suevo, Dom Franke e Graciliano Ramos, que abordaram o tabaco como tema central ou correlato. Flaubert tem o tabaco no seu dicionário de idéias. Dos livros policiais, os detetives vivem com o cachimbo na boca: Sherlock Holmes, de Conan Doyle, e Maigret, de Simenon. Freud tem extensa peroração sobre o tabagismo. Kant, em *Anthropologie*, menciona o tabaco como o meio de excitação das percepções e Sartre, em *L'etre et le neant*, faz longa peroração sobre o cigarro como símbolo da apropriação destrutiva. Sobe a um milhar o número de filmes que abordam o tabaco. Tobacco Road, de John Ford, tem a ação central voltada ao tabaco. Chaplin (Carlitos) conotou o charuto com a prepotência dos patrões, dos policiais e dos poderosos. Casablanca, de Michael Curtiz, tem toda a ação integrada com o fumo de cigarro na trama incerta e nebulosa e desenrolar da história. A pintura focaliza o tabaco desde as tapeçarias de Flandres, no século XVII, com os quadros de Tarnier plasmando a vida popular, as telas de George Latour, Goya, Le Nain, Van Dyk, Delacroix, Courbet e até os impressionistas, cubistas e abstratos, Renoir, Cézanne, Manet, Degás, Seurat, Monet, Van Gogh, Gris, Leger, Braque, Picasso e tantos outros.

Quanto à escultura, citam-se as 16 colunas monumentais em estilo misto corinto-jônico da rotunda do Capitólio de Washington, esculpidas com flores e folhas de tabaco ornando os capitéis. No Brasil, o único exemplo existente de heráldica oficial que inclui o tabaco são das Armas da República, copiadas das Armas do Império. A estrela central repousa sobre uma coroa formada com um ramo de café frutificado, "a dextra", e outro fumo florido, "a sinistra".

A filatelia contém selos de correio, de mais de 40 países, com folhas e outros motivos do tabaco.

Em linhas gerais, traçamos o panorama da difusão da nicotina no mundo. Essa droga é a mola mestra da universalização do tabaco. Como o uso dos derivados do tabaco inicia-se, em 99% dos casos, na adolescência, aos 19 anos de idade, mais de 90% já estão dependentes da nicotina. Por isso, o tabagismo é considerado doença pediátrica provocada pela nicotina.

Consome-se, anualmente, no mundo, a fabulosa quantidade de 73 mil toneladas de nicotina contida em 7 trilhões e 300 bilhões de cigarros fumados por cerca de 1 bilhão e 300 milhões de tabagistas, dos quais 80% – 1.040.000 – vivem nos países em desenvolvimento.

Caso 1

O velho carteado

Um paciente que freqüentava o consultório às segundas-feiras melhorou quando os pais pararam de jogar carteado no fim de semana em casa. Você sabe como é a mesa do pessoal que joga? Não falta um cinzeiro monstro cheio de bitucas com aquele fedor característico.

Capítulo 2

O QUE A INDÚSTRIA SABIA E NÃO CONTOU

José Rosemberg

PESQUISAS DA INDÚSTRIA TABAQUEIRA SOBRE A NICOTINA – OS DOCUMENTOS SECRETOS

Enquanto a indústria do cigarro vinha efetuando procedimentos de enriquecimento do tabaco com maiores teores de nicotina, paralelamente, através dos meios de comunicação, continuou negando que essa droga pudesse causar dependência, lançando dúvidas sobre a validade das investigações dos órgãos médico-científicos, comprovadoras de que essa droga é psicoativa.

Afinal, esse espesso véu foi levantado, sendo a indústria tabaqueira desmascarada a partir de 12 de maio de 1994, data em que Stanton A. Glantz, professor da Divisão de Cardiologia da Universidade da Califórnia, São Francisco, Estados Unidos, ativo militante contra o tabagismo, recebeu de missivista ocultado sob o pseudônimo Mr. Butts, aproximadamente, quatro mil páginas de memorandos, relatórios, cartas e cópias de atas, correspondendo a um período de 30 anos de atividade da British American Tobacco e de sua subsidiária nos Estados Unidos, a Brown and Williamson Tobacco Corporation. Ulteriormente, Merryl Williams, ex-técnico da Brown and Williamson (BW), forneceu ao professor Glantz grande número de documentos referentes às atividades dessa companhia de cigarros. Os documentos foram repassados ao Sub-Comitê de Saúde e Ambiente do Congresso norte-americano. Além de sua publicação em periódicos científicos, que são listados nas referências desta exposição, foram publicados numa série de artigos do New York Times. Após vários recursos dos fabricantes de cigarros alegando interferência na sua privacidade, a Corte Superior do Estado da Califórnia reconheceu sua legitimidade, decidindo que esses documentos deveriam ser do domínio público.

Em agosto de 1998, o promotor geral do Estado de Minnesota, Estados Unidos, e a Blue Cross Shield, desse estado, instauraram processo contra a indústria tabaqueira, representada no caso pela Phillip Morris Inc. Em 8 de maio de 1998, as companhias de tabaco propuseram um acordo com o Estado de Minnesota. Nas cláusulas do acordo constou a obrigatoriedade da indústria tabaqueira dar acesso ao público aos seus documentos internos constantes de atas, memoriais, cartas, relatórios, planos de administração e toda a correspondência referente às suas atividades técnicas, científicas e comerciais. Em inúmeros desses documentos constam pronunciamentos de técnicos, cientistas, consultores, assessores e advogados. Toda essa documentação é de sete empresas fabricantes de cigarros e duas organizações a estas filiadas em atividade nos Estados Unidos: Phillip Morris Incorporated, RJ Reynolds Tobacco Company, British American Tobacco, Brown and Williamson, Lorillard Tobacco Company, American Tobacco Company, Liggett Group, Tobacco Institute e o Center for Tobacco Research. Nessa ocasião, tomou-se conhecimento dos documentos que o ex-técnico da BW tinha entregue ao professor Glantz. Ao todo são cinco milhões de documentos com 40 milhões de páginas. Esses documentos têm uma numeração especial e podem ser consultados através da internet. Estão à disposição no arquivo oficial de Minnesota e em Guilford Surrey, nos arredores de Londres. Para facilidade de compulsar todos os documentos secretos da indústria tabaqueira, a Organização Mundial da Saúde publicou um Manual Prático com indicações de como encontrá-los e identificá-los e ler seus conteúdos.

O que veio à tona com os documentos analisados é suficiente para avaliar como as multinacionais tabaqueiras vêm há anos trabalhando contra a saúde pública mundial, acumulando lucros astronômicos. Novas e edificantes comprovações dessa atividade criminosa serão conhecidas à medida que os demais documentos forem estudados.

10

Os estudos sobre a nicotina, realizados pela indústria tabaqueira, derivam de projetos e reuniões científicas, dos quais os mais significativos são os denominados Hippo I, Hippo II, Ariel, Pesquisas de Betelle e 18 reuniões técnicas. Os documentos referentes a esse gigantesco trabalho revelam em suma:

a) as pesquisas conduzidas sobre a nicotina foram mais avançadas que as das comunidades médico-científicas;

b) de longa data, essas indústrias clara e comprovadamente tinham conhecimento de que a nicotina é droga que causa dependência físico-química, agindo de forma deletéria sobre os centros nervosos cerebrais;

c) as pesquisas foram conduzidas com o objetivo de melhor esclarecer a neurofarmacologia da nicotina, a natureza desta, suas formas de presença no tabaco, sua mais fácil liberação e maior ação sobre o cérebro, a elevação do seu teor no tabaco e a intensificação da dependência.

O elenco e a variedade das investigações em animais e em humanos são difíceis de resumir, porém, os itens mais marcantes são:

– Estudos neuroendócrinos da ação da nicotina sobre os vários centros cerebrais.

– Regulação da função da glândula pituitária.

– Liberação mais rápida da nicotina e seu maior impacto sobre o cérebro.

– Controle da nicotina sobre o estresse e efeito tranqüilizante.

– Liberação de hormônios psicoativos pela ação da nicotina sobre os centros nervosos cerebrais.

– Transposição da nicotina presa em nicotina livre objetivando sua maior ação.

– Transposição da nicotina da fase particulada para a fase gasosa, mais ativa.

– Fenômeno de tolerância dos centros nervosos nicotínicos.

– Graus da dependência à nicotina e sua elevação.

– Métodos de engenharia genética para a obtenção de tabaco com maiores teores de nicotina.

– Aumento dos teores de nicotina no tabaco através do tabaco reconstituído.

Essas e outras linhas de pesquisa conduziram a vários conhecimentos, sendo os essenciais:

– A ação neurofarmacológica da nicotina é de importância proeminente para as pessoas fumarem.
– Substâncias como a amônia, elevando o pH do tabaco, liberam mais nicotina.
– Exploração de métodos de enriquecimento de nicotina no tabaco: o tabaco reconstituído e a engenharia genética.
– Eletroencefalografia como o meio de medição dos graus da intensidade da nicotino-dependência.
– Ajustamento dos tabagistas nas maneiras de fumar, para obter níveis mais adequados de nicotina no sangue, proporcionando maior "satisfação".
– Elevação do índice de absorção orgânica da nicotina, em geral na média de 11 para 40%.
– Conseguir tabacos que farmacologicamente desencadeiem maior sensação prazerosa no fumante.
– Cigarros que liberam menos de 0,7mg de nicotina não são vantajosos comercialmente.
– É urgente a confecção de cigarros com maior nível de liberação de nicotina.
– Para os futuros produtos, é imprescindível a maior liberação de nicotina. Por isso, além dos procedimentos pesquisados, impõe-se a cooperação da engenharia genética para a obtenção de tabaco mais rico de nicotina.

DECLARAÇÕES INTERNAS, SOBRE A NICOTINA, DE DIRIGENTES E TÉCNICOS DA INDÚSTRIA TABAQUEIRA

A seguir, são citados alguns dos pronunciamentos de diretores executivos, efetuados nas reuniões da indústria do cigarro, extraídos dos referidos documentos secretos:

- "Estamos num negócio de vender nicotina, droga causadora de dependência".

  Addison Yeaman, vice-presidente da Brown and Williamson BW,J, subsidiária norte-americana da British American Tobacco (BAT). Documento nº 1802.05.

- "Penso que agora poderemos regular com precisão os níveis de nicotina para termos fumantes mais consumidores de cigarros".

  R.B. Griffith, executivo da Brown and Williamson, 18 de setembro de 1963.

- "Mais que o negócio de vender cigarros, a indústria tabaqueira tem por objetivo a venda atrativa da nicotina".

  Brown and Williamson, 1963.

- "As subsidiárias do Canadá foram encorajadas a investigar o processamento de tabaco reconstituído com altos teores de nicotina. Os consumidores necessitam ser mais estimulados a fumar".

  Documento 1170.01, página 9.

- "Ante as provas colhidas com as pesquisas efetuadas, conclui-se que o mais importante do tabaco é a nicotina e, portanto, estamos numa indústria de nicotina, antes que de tabaco".

  Sir Charles, cientista-chefe do grupo de pesquisas da Brown and Williamson. Junho de 1967,

  Documento 1201.01, página 10.

- "Investigações sobre a interligação da nicotina com possíveis mediadores cerebrais com atividade adenocorticotrópica poderiam nos dar a chave para explicar o fenômeno da tolerância e da dependência que provocam os sintomas da cessação de fumar".

  Documentos 1212.03, página 4.

- "Os fumantes mantêm o consumo de cigarros porque são fisicamente dependentes da nicotina".

  Lorillard LTG. Sem data.

- "Poderia ser útil considerar a indústria tabaqueira, a grosso modo, como administradora de nicotina (no sentido clínico)".

  British American Tobacco, 1961.

- "Os cigarros convencionais transferem aos fumantes doses de nicotina com baixa eficiência. Portanto, deve-se conseguir tabaco com maior eficiência ".

  Documentos 1174.01 e 1670.01, 1969.

- "Como primeira premissa, temos que a principal motivação para fumar é obter o efeito farmacológico da nicotina".

  Phillip Morris, 1969.

- "Seria mais adequado observar que o cigarro é o veículo da fumaça, e esta é o veículo da nicotina, e que a nicotina é o agente que proporciona uma resposta corporal prazerosa ".

  Phillip Morris, 1969.

- "Na conferência sobre as pesquisas, concluiu-se que não sendo possível usar nicotina pura, seria recomendável investigar a obtenção de tabaco com alto nível de nicotina".

  Novembro 1970. Documento 11170. O 1, página 4.

- "Em certo sentido, a indústria tabaqueira pode considerar-se como segmento especializado, altamente estilizado, para administrar nicotina, potente fármaco, com variados efeitos fisiológicos".

  R.J. Reynolds, 1972.

- "O cigarro não deveria ser concebido como um produto, mas sim como um invólucro. O produto é a nicotina... Considere-se o maço de cigarros como um recipiente para proporcionar o fornecimento diário de nicotina... Considere-se o cigarro como um dispositivo que fornece doses de nicotina. Considere-se a tragada de fumar como o veículo da nicotina. O fumo é, indiscutivelmente, o melhor veículo da nicotina e o cigarro o melhor veículo para o fornecimento da fumaça".

  Phillip Morris, 1972.

- "A longo prazo, é um perigo a tendência de cigarros cada vez com menos nicotina, porque os fumantes abandonarão o hábito".

  5.J. Green, cientista da British American Tobacco. 29 de março de 1976.

- "A indústria fumageira reconhece que, se admitir publicamente que a nicotina gera dependência, invalidará o argumento usado que a decisão de fumar ou de abandonar o tabaco é uma decisão livre das pessoas".

  Tobacco Institute, 1980.

- "Temos de nos conscientizar que nossa organização é antes uma indústria de droga que uma indústria de tabaco".

  Robin A. Crellín, chefe do grupo de pesquisas da British American Tobacco. 11 de abril de 1980.

- "A British American Tobacco deveria aprender a se ver mais como uma companhia de droga farmacológica do que como uma indústria de tabaco".

  Memorando da BAT, 1980.

- "Acreditamos que tolerância e dependência estão intimamente correlacionadas e será útil estudar, especialmente, os órgãos receptores do sistema nervoso central".

  Documento 1213.01, página 27.

- "A ação crônica da nicotina tende a restaurar a função normal do sistema endócrino... Para isso, é necessário manter o desejo de fumar. Como para a morfina, a demanda orgânica do nível aumenta progressivamente as doses. É um desejo inconsciente que explica a dependência do indivíduo à nicotina".

  Documento 1200.01, páginas 1-2.

- "As pessoas fumam por motivos diferentes. Porém, a razão principal é administração da nicotina ao seu organismo. A nicotina é um alcalóide derivado da planta do tabaco. É substância fisiologicamente ativa. Outras substâncias orgânicas similares são cocaína, morfina e atropina".

  Phillip Morris. Sem data.

- "Enfrentemos os fatos: o fumo do cigarro contém substância farmacologicamente ativa. A nicotina é um agente farmacológico potente. Todos os toxicólogos, fisiologistas, médicos e a maioria dos químicos, o sabem. Não é nenhum segredo".

  Phillip Morris, 1982.

- "Os cigarros devem conter concentrações quantitativas de nicotina que causem satisfação aos fumantes".

  British American Tobacco. Sem data.

Uma análise considerou muito bem que a palavra "satisfação" é um eufemismo que esconde a verdadeira intenção farmacológica, que é o desencadeamento da dependência. A intenção é de manter níveis adequados de nicotina no organismo para garantir o desenvolvimento da dependência.

A amostragem destes documentos é mais que suficiente para comprovar como a indústria tabaqueira tem, há anos, a convicção de que a nicotina é droga essencial causadora da dependência e, portanto, é ela que mantém o consumo de cigarros. Isso internamente, porém, externamente, a indústria continua negando o fato, usando vários subterfúgios. Defendendo-se perante os processos contra ela movidos, os dirigentes tabaqueiros, para "provar" que a nicotina não causa dependência, invocaram o fato de que 40 milhões de fumantes norte-americanos deixaram de fumar nos últimos 40 anos. Alegaram, ainda, que tabagismo não é nocivo. Para a ação cancerígena, usaram a expressão "biologicamente ativo" e, para a dependência, o termo "satisfação". Com o correr dos dias, ante a evidência irretorquível da propriedade geradora de dependência da nicotina, passaram a abordar o assunto tangencialmente, advogando que o uso do tabaco é apenas uma atitude incrustada nas atividades diuturnas das pessoas. Isso está explícito na declaração difundida pela Tobacco Marketing Association, em 1998, que afirma: "a definição de dependência é ampla e variada. As pessoas ficam dependentes da internet, outras são dependentes de fazer compras, sexo e do café; deve-se adotar o conceito de que o tabaco não cria dependência, apenas um hábito".

O exposto neste capítulo expressa sobejamente a posição enganadora da indústria do cigarro para efeito externo, embora ela saiba que comercializa um produto tóxico, contendo droga psicoativa, a nicotina, que pela dependência que provoca, escraviza seu consumidor com graves conseqüências a sua saúde e sua vida.

Capítulo 3

TABAGISMO,
UMA DOENÇA PEDIÁTRICA

João Paulo Becker Lotufo

Eu, como pneumologista, sempre me interessei pelo "vício do cigarro", o maior problema de saúde pública do planeta. Como asmático não consigo chegar perto de pessoas fumantes, pois começo a espirrar e a tossir. Interessado no assunto, freqüentei em 2001 dois congressos que tratavam exclusivamente do assunto Tabagismo. Os temas mais tratados em todos os congressos de Pneumologia Clínica são as complicações pulmonares do tabaco: câncer, enfisema e pneumonias intersticiais. Em nenhum momento ouvi alguma palavra sobre como evitar que os adolescentes começassem a fumar.

Pesquisando uma escola de classe alta em São Paulo, entrevistei 1.000 crianças através de um questionário e cheguei à seguinte constatação:

- Na idade de 7 a 10 anos, uma em cada 100 crianças já havia fumado um cigarro inteiro e na idade de 11 a 14 anos 5 em cada 100 já haviam fumado um cigarro inteiro.
- 98% das crianças não gostavam que as pessoas fumassem, mas 2,5% delas achavam que vão fumar no futuro.

O problema maior é que de 15 anos em diante, 30 a 35% dos jovens estarão fumando. A idade em que se começa a fumar está na faixa etária de atuação do pediatra, no ponto de vista médico, mas isto nunca foi discutido pelo ou com o pediatra. Com a guerra antitabágica, o fumo passivo entrou em cena. Vinte por cento a mais de câncer de pulmão em esposas não-fumantes de maridos fumantes comparado com esposas não-fumantes de maridos também não-fumantes é de se preocupar. Vinte e cinco por cento a mais de infarto do miocárdio também acompanha o tabagista passivo adulto. Nas crianças fumantes passivas (50% delas o são) há aumento de otites, de broncopneumonias, de asma, de visitas hospitalares em pronto atendimentos e o dobro de morte súbita.

O enfisema pulmonar (fibrose pulmonar) vai dificultando progressivamente a troca de oxigênio, não perceptível, pois a relação cardiorrespiratória vai se compensando. O coração trabalha mais e não se percebe a falta de ar, até que um dia há uma descompensação e a falta de ar aparece. Ela é irreversível, sendo então tarde para uma providência adequada.

A tromboflebite obliterante, que vai diminuindo progressivamente o calibre de vasos sangüíneos, também não é perceptível até que comece um formigamento no membro inferior ou superior por falta de oxigenação dos tecidos. A necrose ou o apodrecimento do membro em questão pode levar à amputação em poucos dias.

O câncer de laringe pode obstruir a via respiratória, sendo necessário fazer-se traqueostomia para facilitar a respiração. Essas situações são desprezadas pelos novos fumantes, mas lembre-se que temos casos de amputação de membros aos 28 anos de idade, não sendo tudo isto fatores que ocorram apenas em idosos.

A introdução precoce do tabagismo em nossos jovens é mais assustadora ainda.

Muito discutimos sobre o porquê disso ocorrer. Os fatores desencadeantes são pais fumantes, cigarros a sua volta, falta de rigidez na educação, desprezo da possibilidade de vício, ignorância em relação às doenças futuras. Mas o que meu colega Bernardo Ejzemberg sempre coloca é o fato de o mundo estar cada vez mais sem visualização de um futuro sadio. O que enxerga o nosso jovem? Qual a qualidade do mundo que estamos passando para eles? Guerras, desemprego, insegurança ou falta de segurança em um futuro não muito promissor. Portanto, como o jovem vai preocupar-se com os riscos do tabagismo se não há do seu ponto de vista alguma possibilidade de um mundo melhor?

Tive a oportunidade de ouvir Dr. José Rosemberg falar sobre este tema, ouvindo-o chamar o tabagismo de "uma doença pediátrica". Aos 94 anos de idade, fico emocionado com o empenho deste espírito jovem na luta antitabágica e a lucidez de perceber que temos é que evitar que o jovem se inicie no tabaco, e não ficar gastando tempo e fortunas para tentar retirar o cigarro de cincoentões já na beira de um ataque de nervos, ou de um ataque cardíaco.

Caso 2

Um bordado depois do café

Uma funcionária do hospital, participando do grupo antitabágico, teve de tomar uma atitude em relação ao fato de fumar logo após o cafezinho. Resolveu fazer um pequeno crochê para ocupar as mãos após o café. Funcionou, e toda vez que tomava café partia para o seu bordado. No grupo, discutiu-se esta técnica de se ocupar as mãos e mudar o ritual, mas a técnica foi desaprovada pelo grupo masculino, que não sabia tricotar.

Capítulo 4

TABAGISMO PASSIVO E ASMA NA INFÂNCIA

Sandra Elisabete Vieira
João Paulo Becker Lotufo

A exposição à fumaça do tabaco (EFT) está fortemente associada a um maior risco para o desenvolvimento de sinais e sintomas de asma na infância, assim como a um maior número de episódios de infecções respiratórias e aumento dos índices de hospitalização por problemas respiratórios. O tabagismo passivo afeta não só a prevalência da asma na infância como também pode dificultar o seu reconhecimento e agravar a apresentação clínica da doença (Strachan, 1998; Cook, 1999). A exposição de crianças ao tabagismo passivo atinge altas taxas no Brasil e no mundo (Pereira, 2000; Botelho, 2003). Nos Estados Unidos da América estima-se que 15 milhões de crianças, isto é aproximadamente um quarto da população infantil americana, esteja exposta à poluição ambiental pela fumaça do tabaco (CDC 1996). Nos últimos 20 anos, são muitos os estudos que mostram associação significante entre pais fumantes e desenvolvimento de asma na infância. Esse aspecto assume grande relevância, uma vez que a asma apresenta mecanismos patogênicos heterogêneos e é considerada como um problema de saúde pública, implicando em um grande número de consultas médicas, atendimentos de urgência, hospitalizações, gastos com medicações e absenteísmo escolar e no trabalho, além do comprometimento da qualidade de vida das crianças e de suas famílias.

É possível que haja uma relação causal entre tabagismo passivo e asma na infância, embora os mecanismos envolvidos não estejam definidos. Crianças de mães que fumam 10 ou mais cigarros por dia e com pouco estudo apresentam risco 2,5 vezes maior de desenvolver asma, comparadas a filhos de não-fumantes (Martinez, 1992). Também, a prevalência de asma relatada pelos pais aumenta de 5 para 7,7 e de piora funcional da asma de 1,1 para 2,2 (Martinez, 1995). Outro aspecto que reforça esta associação são os estudos que demonstram que os sintomas de asma diminuem após a descontinuidade da exposição da criança à fumaça do tabaco.

Do ponto de vista funcional, a exposição pré e pós-natal ao tabagismo materno está associada à redução de função pulmonar em crianças mais velhas, lactentes, recém-nascidos e em prematuros (Carlsen, 2001). Os filhos de fumantes podem evoluir com redução da função pulmonar e pequena redução das taxas de crescimento e desenvolvimento pulmonares. Os dados de hiper-responsividade em crianças são controversos. Os efeitos da exposição à fumaça de tabaco na hiper-responsividade brônquica parecem ser mais expressivos quando a exposição ocorre nos primeiros anos de vida. Em recém-nascidos (RN) sedados a concentração de histamina necessária para causar 40% de queda nos índices de função pulmonar é maior que em RN sem história familiar de asma e sem pais fumantes, comparados com RN com um destes fatores (Young, 1991). No entanto, em escolares, uma meta-análise de 15 estudos avaliando o efeito da exposição ao cigarro na hiper-responsividade brônquica não mostrou associação evidente (Cook, 1998). O corpo de evidências disponíveis até o momento sugere um fraco aumento do risco de hiper-responsividade brônquica em crianças expostas, de modo que este pode ser apenas um dos possíveis mecanismos envolvidos na associação entre tabagismo passivo e asma na infância (Jindal, 2004).

A asma é uma doença heterogênea, e pouco se conhece sobre os mecanismos envolvidos nos efeitos da fumaça de tabaco no aparelho respiratório da criança. Estudos recentes sugerem que a asma na infância, associada à exposição a fumaça de tabaco, seja diferente da asma atópica, envolvendo outros mecanismos patogênicos. Os mecanismos pelos quais a EFT pode levar ao chiado e asma não parecem associados à alergia ou atopia. Em estudos de revisão de literatura as evidências não suportam esta associação, tanto no período pré como no pós-natal. Ressalta-se, no entanto, que crianças geneticamente predispostas são de maior risco para desenvolver sensibilização contra poeira doméstica quando expostas ao tabaco. A exposição à fumaça de cigarro no início da vida, combinada com fatores hereditários, leva ao início precoce do chiado persistente e sua ausência pode retardar, mas não prevenir o início dos sintomas em crianças atópicas (Strachan, 1998). Assim, outros mecanismos além da atopia podem estar envolvidos como: efeito irritante, aumento da hiper-responsividade brônquica, alterações nas variações circadianas da função pulmonar e aumento da sensibilidade a alérgenos. A exposição aos componentes da fumaça do tabaco e a seus metabólitos pode comprometer o desenvolvimento do aparelho respiratório em formação. Este comprometimento pode ter início já na vida intra-uterina, podendo persistir no adulto jovem (Cook, 1998; Tager, 1995; Carlsen, 2001).

Existe alguma controvérsia na literatura no que se refere ao período de exposição à fumaça do tabaco, que confere maior risco para asma na infância. A maior parte dos estudos apóia a hipótese de que a exposição ao tabaco no início da vida tenha um forte impacto na presença de chiado no peito e sintomas de asma nos primeiros anos de vida. Uma meta-análise de estudos longitudinais avaliando a incidência de asma e chiado de início precoce e tardio na infância mostrou que fumo materno tem associação mais forte e significante nos primeiros 5 a 7 anos de vida que na idade escolar ou na infância toda, excluindo o primeiro ano de vida. Em um estudo longitudinal de seguimento de 722 crianças foi pequena a associação entre pais fumantes e asma em um período maior de seguimento, média de 9 anos (Strachan, 1998; Sherman, 1990).

A associação entre tabagismo passivo e diferentes fenótipos de asma vem sendo estudada em grandes coortes. Martinez e cols. acompanharam uma coorte de recém-nascidos até 3 e 6 anos de vida. Foram analisados três fenótipos de asma: 1) crianças que apresentaram chiado antes dos 3 anos e deixaram de ser chiadores antes dos 6 anos (chiadores transitórios), 2) crianças que apresentaram chiado após os 3 anos (chiadores tardios) e 3) crianças que apresentaram chiado com início antes dos 3 anos e persistiram até os 6 anos (chiadores persistentes). No grupo dos chiadores transitórios, a incidência de chiado foi significantemente associada ao fumo materno de mais de 10 cigarros por dia. Essa associação foi independente de outros fatores como história familiar de asma, eczema, rinite não infecciosa, sexo e raça. Também houve associação do fumo materno com o grupo de chiadores persistentes, porém o limite de confiança não pode excluir a possibilidade de associação casual (Martinez, 1995).

Muitos estudos ressaltam que a prevalência dos sintomas respiratórios em escolares esteja mais intimamente associada ao tabagismo materno atual que no passado (Cook, 1999). No entanto, alguns estudos recentes sugerem uma associação inversa da prevalência de chiado e tabagismo materno atual. Em Chicago, foram avaliadas 705 crianças mostrando-se que o fumo durante a gestação foi diretamente associado à asma na infância, no entanto, os sintomas foram inversamente associados ao fumo materno atual. Da mesma forma, outro grande estudo da Escandinávia envolvendo 15.962 crianças de 6 a 12 anos também mostrou semelhantes resultados com ataques de asma, tosse seca e tratamento para asma, sendo associados ao fumo durante os dois primeiros anos de vida e inversamente ao fumo materno atual. Lembrando que entre crianças expostas ao tabaco durante e após a gestação, a exposição após o nascimento não aumenta a ocorrência de chiado ou asma. Os autores sugerem que isto possa refletir o comportamento dos pais de crianças sintomáticas que restrinjam a exposição a diferentes desencadeadores de chiado (Hu, 1997; Forsberg, 1997).

Alguns estudos sugerem que a exposição atual ao tabaco esteja associada a crises de chiado, mas não a asma diagnosticada por médico, por atuar como um desencadeante junto a outros, como as infecções, levando a crises reversíveis de chiado e hiperresponsividade brônquica, e não induzindo a asma (Strachan, 6; Gilliland, 2001).

As evidências de que o fumo materno durante a gestação seja um fator para o desenvolvimento de asma na infância são crescentes. No entanto, poucos foram os estudos que conseguiram avaliar este aspecto de forma independente, uma vez que é freqüente que a mãe que fume durante a gestação persista com o hábito após o nascimento da criança (Gilliland, 2001).

Estudos experimentais em recém-nascidos humanos mostram que a exposição à fumaça de tabaco "in útero" está associada a aumento da hiperresponsividade brônquica. Este efeito é especialmente importante em crianças com história familiar de asma. (Young, 1991). Vários estudos mostram que a exposição "in útero" leva à piora da função pulmonar, hiperresponsividade brônquica e início precoce de asma, sugerindo os efeitos do fumo durante a gestação no crescimento e desenvolvimento do pulmão (Gilliland, 2001). Outros autores mostraram associação entre o fumo materno durante a gravidez e maior risco de morte de lactentes por problemas respiratórios, excluídas causas associadas à prematuridade (Malloy, 1988).

É difícil a avaliação do impacto associado à quantidade de exposição. É possível que a ocorrência maior de sintomas de asma nos primeiros anos de vida, esteja relacionada à maior exposição do lactente e do pré-escolar, por permanecerem um período maior dentro de casa, em contato mais íntimo e prolongado com os fumantes domiciliares, enquanto a criança mais velha, que freqüenta escolas, permanece mais tempo fora do domicílio (DiFranza, 2004).

As conseqüências da EFT são mais evidentes quando o tabagismo é materno. O fumo materno implica em um aumento de 20 a 35% da freqüência de doenças respiratórias e sintomas em crianças, já o tabagismo paterno está associado a um menor, porém, também substancial aumento (Ware, 1984; Strachan e Sherman, 1990; Jindal, 2004). Também foi demonstrado que o tabagismo materno tem um efeito mais expressivo que o tabagismo por outros moradores do domicílio, no entanto quando além do tabagismo dos pais, a criança também é exposta a outros moradores fumantes o impacto sobre o aparelho respiratório é maior, sugerindo maior exposição. Uma meta-análise mostrou um efeito dose-dependente, ou seja, quanto maior o número de fumantes domiciliares maior a prevalência de asma, sendo o efeito mais forte detectado nas crianças mais jovens, nos primeiros anos de vida (Cook, 1997).

A exposição é altamente variável a cada estação do ano, a cada dia e mesmo em diferentes períodos do dia. É possível a utilização de métodos laboratoriais que tornam esta avaliação mais objetiva. As dosagens de nicotina no sangue e na saliva refletem a exposição recente, pois sua meia-vida é de aproximadamente 2 horas. A quantificação de nicotina no cabelo pode dar uma informação de mais longo prazo, mas é um método que requer padronização. A nicotina é metabolizada em cotinina em poucas horas. A cotinina pode ser mensurada no sangue, saliva e urina e como tem meia-vida mais longa pode expressar a EFT nos últimos dias. A cotinina também pode ser mensurada no mecônio e refletindo a exposição por períodos prolongados. Assim, devido à sua longa meia-vida e especificidade a cotinina é considerada o marcador de escolha da exposição à fumaça de cigarro; porém, alguns estudos mostram que este método não apresenta vantagens em relação à história de tabagismo tirada com os pais (DiFranza, 2003; Rylander, 1995; Patrick, 1994).

CONCLUSÕES

O tabagismo passivo é um dos fatores fortemente associados ao desenvolvimento de sinais e sintomas de asma nas crianças, assim como maior número de episódios de infecções respiratórias e de hospitalizações por problemas respiratórios. Os mecanismos pelos quais a fumaça de cigarro se associa à asma na infância não são bem conhecidos, mas não parecem estar relacionados à atopia, no entanto, crianças geneticamente predispostas podem manifestar a doença mais precocemente quando expostas aos componentes da fumaça de cigarro. Os efeitos do tabagismo materno já ocorrem durante a gestação, comprometendo o desenvolvimento do aparelho respiratório em formação.

A asma é a doença crônica mais prevalente na infância e o combate ao tabagismo passivo deve fazer parte das medidas adotadas para seu controle. A Organização Mundial da Saúde preconiza que a assistência aos pais para eliminar o hábito de fumar deva ser incluída junto aos cuidados disponíveis na atenção primária à saúde. Além dos riscos do tabagismo passivo, segundo a OMS a mãe fumante tem o aleitamento materno comprometido qualitativa e quantitativamente, podendo enfraquecer o lactente colocando-o sob risco de desnutrição e tornando-o mais vulnerável a infecções. Estima-se que a eliminação da exposição "in útero" possa prevenir de 5 a 15% dos casos de asma na infância (Gilliland, 2001).

Assim, o combate ao tabagismo passivo pode beneficiar não só o controle da asma, mas dos problemas respiratórios mais freqüentes e a promoção da saúde na infância, contribuindo para que nos aproximemos dos objetivos para o desenvolvimento do milênio da OMS, que têm como meta a redução de 2/3 da mortalidade de crianças até 5 anos de idade entre 1990 e 2015.

BIBLIOGRAFIA

Botelho C, Correia AL, Silva AMC, Macedo AG, Silva COS. Fatores ambientais e hospitalizações em crianças menores de cinco anos com infecção respiratória aguda. *Cad Saúde Pública*, 2003;19:1771-80.

Carlsen KCL, Carlsen K. Effects of maternal and early tobacco exposure on the development of asthma and airway hyper-reactivity. *Curr Opin Allergy Clin Immunol*, 2001;1:139-43.

Centers for Disease Control. State-specific prevalence of cigarette smoking among adults, and children's and adolecentes' exposure to environmental tobacco smoke – UNITED States, 1996. MMWR CDC Serveill summ 1997;46:1038-43.

Cook DG, Strachan DP. Health effects of passive smoking 10. Summary of effects of parental smoking on the respiratory health of children and implication for research. *Thorax*, 1999;54:357-66.

Cook DG, Strachan DP. Health effects of passive smoking 7. Parental smoking and allergic sensitization in children. *Thorax*, 1998;53:295-301.

Cook DG, Strachan DP. Parental smoking and spirometric indices in children. *Thorax*, 1998;53:884-93.

DiFranza JR, Aligne AC, Weitzman M. Prenatal and posnatal environmental tobacco smoke exposure and children's health. *Pediatrics*, 2004;113:1007-15.

Forsberg B, Pekkanen J. Childhood asthma in four regions in Scandinavia: risk factors and avoidance effects. *Int J Epidemiol*, 1997;26:610-9.

Gilliland FD, Yu-Fen L, Peters JM. Effects of maternal smoking during pregnancy and environmental tobacco smoke on asthma and wheezing in children. *Am J Respir Crit Care Med*, 2001;163:429-36.

Hu FB, PerskyV. Prevalence of asthma and wheezing in public schoolchildren: association with maternal smoking during pregnanacy. *Ann Allergy Asthma Immunol*, 1997;79:80-4.

Jindal SK, Gupta D. The relationship between tobacco smoke and bronchial asthma. *Indian J Med Res*, 120, November 2004;443-53.

Malloy MH, Kleinman JC. The association of maternal smoking with age and cause of infant death. *Am J Epidemiol*, 1988;128:46-55.

Martinez FD, Cline M, Burrows B. Increased incidence of asthma in children of smoking mothers. *Pediatrics*, 1992;89:21-6.

Martinez FD, Wrigth AL, Taussig LM, Holberg CJ, Halonen M, Morgan WJ, et al. Asthma and wheezing in the first six years of life. The Group Health Medical Associates. *N Engl J Med*, 1995;332:133-8.

Patrick DN, Cheadle A. The validity of self-reported smoking: a review and meta-analysis. *Am J Public Health*, 1994;84:1086-93.

Pereira EDB, Torres L, Macedo J, Medeiros MMC. Efeitos do fumo ambiental no trato respiratório inferior de crianças com até 5 anos de idade. *Ver Saúde Pública* 2000;34:39-43.

Rylander E, Pershagen G. Parental smoking urinary cotinine, and wheezing bronchitis in children. *Epidemiology*, 1995;6:289-93.

Sherman CB, Tosteson TD. Early childhood predictors of asthma. *Am J Epidemiol*, 1990;132:83-95.

Strachan D, Cook D. Health effects of passive smoking 5. Parental smoking and allergic sensisation in children. *Thorax*, 1998;53:117-23.

Strachan D, Cook D. Health effects of passive smoking 6: parental smoking and childhood asthma: longitudinal and case control studies. *Thorax*, 1998;53:50-6.

Tager IB, Ngo L, Hanrahan JP. Maternal smoking during pregnancy. Effects on lung function during the first 18 months of life. *Am J Respir Crit Care Med*, 1995;152:977-83.

Young S, Le Souef PN. The influence of a family history of asthma and parental smoking on airway responsiveness in early infancy. *N Engl J Med,* 1991;324:1168-73.

Caso 3

Uma simples frase no receituário

Dr. Carlos, médico dos antigos, terno impecável e postura de "Barão". Médico de família em Rio Claro, passeando no fim de semana na praça da cidade, foi interrompido por um senhor já bem idoso: – Dr. Carlos, parei de fumar.

– Parou, meu filho. Como conseguiu isto?

– O senhor foi à minha casa atender minha patroa e lhe deu uma receita que estava escrito que fumar fazia mal à saúde. E eu pensei comigo: se na receita do Dr. Carlos está escrito, é porque é verdade. E então parou de fumar.

Ainda existe o respeito ao médico antigo, como nos contou Dr. Carlos Patrício de Rio Claro, São Paulo.

Capítulo 5

GRUPOS DE APOIO
PARA PAIS FUMANTES

João Paulo Becker Lotufo

Iniciei no Hospital Universitário um trabalho para alertar os jovens e seus pais, além dos médicos, residentes e alunos sobre o problema do tabaco. Os alunos com a introdução de aulas sobre tabagismo no currículo escolar da Faculdade de Medicina da USP, os residentes com aulas e insistência dos temas nas visitas médicas, e os pacientes e crianças em um corpo a corpo diário. Percebemos que é muito mais preocupante para os pais saberem que a bronquite ou a falta de ar de seus filhos pode ter como uma das causas desencadeantes a fumaça do cigarro dos pais. Dói muito mais uma doença e problemas nos filhos do que a possibilidade de câncer e enfisema quando forem adultos já idosos. Percebemos que fica mais fácil encaminhar os pais fumantes para um grupo ambulatorial antitabágico, pois o filho pequeno em uma tenda de acrílico recebendo aflitivamente oxigênio dói mais. E dói muito mais.

Com a inclusão de uma frase antitabágica no receituário impresso no hospital, passamos a estimular uma apresentação do tema, gastando um minuto de minhas consultas falando do cigarro.

Assim criamos o primeiro ambulatório de pais fumantes de bebês chiadores. Essa terapia em grupo, chamada terapia cognitivo-comportamental, nada mais é do que um "Vigilante do Peso do Cigarro". Através de encontros semanais, com orientações reais sobre a história do tabaco, noções reais sobre o mal que pode acontecer, vídeos de depoimentos sobre pacientes que passaram por problemas de saúde relacionados com o cigarro, noções nutricionais para que não se ganhe peso com a diminuição do cigarro e noções de atividade física para aumentar o gasto calórico. Estimulamos as diferentes técnicas que são criadas por cada um individualmente, pois sabemos que não há "varinha de condão" para se parar de fumar. Cada um cria o seu próprio método:

- Diminuir um cigarro a cada maço fumado: passar de 20 para 19, depois para 18 e assim sucessivamente. Método muito lento para o meu gosto.
- Não comprar mais cigarros: passa a bicar cigarro dos outros, até que você fique conhecido como o maior bicão da história. Como os seus amigos vão fugir de você, talvez este método funcione.
- O dia D: marcar um determinado dia para fumar seu último cigarro E PARAR DEFINITIVAMENTE. Este método é para os mais machos, mas funciona para muitos.
- Dificultar ao máximo o acesso ao cigarro: um executivo entregou o seu maço de cigarro para a secretária e para fumar ele tinha que pedir a ela um cigarro. Este constrangimento dificultou o acesso ao tabagismo para este ex-fumante.
- Proibição de cigarro em local de trabalho: no Hospital Universitário como em uma empresa como outra qualquer, 25% dos funcionários eram fumantes. Com a proibição do fumo internamente, estimo que metade dos funcionários diminuiu em 50% o consumo de cigarros, pois dificultou-se o acesso a esse procedimento anteriormente rotineiro. Um funcionário de outro edifício da USP chamava sua chefia direta de vários nomes que não posso repetir aqui, pois sua chefe o advertiu por escrito, pois não cumpria as normas da Universidade de não fumar dentro dos edifícios. Estava tão bravo que não percebera que desde este dia havia diminuído em 50% o número de cigarros consumidos durante o dia de trabalho. Uma farmacêutica do hospital nos contou que foi fundamental para parar a proibição do cigarro no local de trabalho. Sabia que, a partir de 1/02/2005, o fumante dentro do prédio estaria sujeito a advertências em currículo, e isto a pressionou a largar o cigarro.

Capítulo 6

PORQUE TORNAR O SEU LOCAL DE TRABALHO OU SUA CASA LIVRE DO CIGARRO

João Paulo Becker Lotufo

Razões para tornar a sua casa, o seu local de trabalho ou sua empresa livre do cigarro – adaptado do RESSST (Rede Européia dos Serviços de Saúde Sem Tabaco).

1. A prevenção e o controle do tabagismo faz parte da missão dos Serviços de Saúde: todos podemos ser agentes de saúde.
2. A implicação dos responsáveis na família ou nas empresas é fundamental: se o pai de família ou o diretor da empresa, ou escola, ou hospital, for um fumante, meus pêsames, pois fica muito difícil um trabalho eficaz se os interessados não derem o seu apoio.
3. Esse processo desenvolve-se passo a passo e cada local pode seguir o seu próprio ritmo: mas não seja muito lento.
4. A responsabilidade de um incêndio por causa do cigarro pode ser atribuída ao fumante: 42% dos incêndios hospitalares na Europa são atribuídos a fumantes e seus cigarros. Tenho um paciente jovem que dormiu com o cigarro aceso e incendiou a cortina do seu quarto, além de sua orelha direita. Isto pode ocorrer em qualquer local.
5. A falta de uma política antitabaco pode gerar conflitos entre as pessoas: quem já não viu uma discussão em um restaurante na zona de transição do lado fumante ou não-fumante? Perda de

tempo total aguardar na fila, esperando um local para não-fumantes, pois a dosagem de nicotina no ambiente é igual em todo o restaurante. Meu filho deixou de ir na casa da sua avó quando ela recebia suas amigas, pois várias eram fumantes e sua rinite piorava intensamente.

6. Uma casa ou empresa sem política antitabaco é geralmente mais suja: impedindo o fumo dentro e a dez metros do Hospital Universitário, diminuímos a sujeira de bitucas de cigarro em torno do prédio, concentrando-a no fumódromo montado nas proximidades. Meu tio era "mestre" nos almoços de Domingo em acumular bitucas de cigarro nos canteiros perto de sua poltrona favorita.

7. Uma política antitabaco bem conduzida mobiliza positivamente as pessoas. Os filhos são pessoas importantes no abandono de cigarro por parte de seus pais. Em palestra em uma escola, um certo pai confirmou que a estava assistindo porque o cigarro o estava afastando de seu filho. O filho tinha rinite crônica e não chegava perto do pai que "fedia" cigarro.

8. Material de informática, os revestimentos e os sistemas de climatização, resistem muito mais tempo em um ambiente sem tabaco.

9. Para os freqüentadores de uma casa, empresa ou hospital, a imagem da instituição é mais positiva.

10. Ser um local para se morar ou local de trabalho sem cigarro é uma vantagem na credibilidade da instituição ou de seu próprio lar.

(*Adaptado da Rede Européia de Serviços de Saúde sem Tabaco*)

PERGUNTAS E RESPOSTAS

1. **Por que alguns conseguem e outros não conseguem parar de fumar?**

Porque a dependência química da nicotina varia de intensidade. 20% da população, são fracos dependentes da nicotina, 30% tem dependência mais elevada, 30% superior à média, 15% muito forte e 5% fortíssima dependência. Esta é uma das razões de que parar de fumar pode ser mais difícil para alguns.

2. Como posso saber se sou fraco ou forte dependente de nicotina?

De maneira rápida, quanto maior o tempo do acordar até o primeiro cigarro, maior a dependência química. Uma hora de espera sugere fraca dependência e acordar à noite para fumar sugere fortíssima dependência. O número de cigarros também indica a dependência da nicotina: menos de vinte cigarros é igual a fraca dependência e mais de 30 ou 40 cigarros uma forte dependência.

3. Qual outra dependência existe? É só a dependência química?

Existe também a dependência comportamental. Você fuma há 20 anos e tem o hábito de fazê-lo constantemente após o café, após sexo, após a cerveja. Isto também é difícil de se quebrar o hábito. Também pode estar relacionado com o lado psicológico, pois quantas vezes ouvimos que a pessoa ficou nervosa e voltou a fumar.

4. É verdade que quem fuma mais é o menos instruído?

Realmente, o analfabeto fuma mais do que quem cursou o nível primário, que fuma mais do quem cursou o nível secundário e que fuma mais do que o do nível universitário. Estudantes de medicina estão fumando bem menos do que a média da população, mas ainda encontramos médicos que fumam e são grandes dependentes da nicotina.

5. Há algum outro fator que se soma ao tabagismo no sentido de um mau prognóstico?

Morre mais obeso fumante do que magro fumante, seguido de gordo não-fumante, seguido, por último, de magro não-fumante. Quem lembra do apresentador de televisão do programa X TUDO, obeso, fumante de 40 cigarros por dia, que não se encontra mais entre nós. Excelente programa este, o X TUDO.

6. Por que nos Estados Unidos os fumantes doentes ganham ações milionárias contra as indústrias tabaqueiras, e no Brasil não?

Porque a justiça americana sabe que as indústrias já sabiam que a nicotina do tabaco era uma droga viciante, e insistiram na produção do cigarro. Sabem que o vício do tabaco é uma doença (dependência de nicotina – com código internacional das doenças = CID

F 17.2). A justiça brasileira diz que você fuma porque quer, e não considera o tabagismo uma doença de dependência de tabaco produzido por quem já sabia que a nicotina era o vilão da história.

Frases dos anais das indústrias produtoras do tabaco na década de 50:

- "Nosso negócio é vender cigarro com nicotina, por que dá dependência."
- "Nosso negócio é vender cada vez mais cigarro com nicotina forte, pois cigarros fortes causam mais dependência".
- "O sucesso comercial é maior quanto maior for a dependência da nicotina"

7. O Brasil produz tabaco, não produz?

O Brasil é um dos maiores produtores de tabaco, no Rio Grande do Sul, inclusive produzindo o tabaco Y1, com três vezes mais nicotina, exportado para 20 países. Este tabaco é mais viciante do que os demais. O Brasil já assinou a Convenção Quadro, que visa, entre outros fatores, estimular o produtor de tabaco a outras atividades.

8. Ouvi dizer que há uma genética no ato de fumar. É verdade?

O que é verdade é que se seu pai ou sua mãe for forte dependente da nicotina, você, se fumar, poderá ter uma dependência semelhante. Não quer dizer que, se seu pai fuma você tem tendência a ser fumante, mas sim se você começar a fumar, o nível de dependência será semelhante.

9. Existe realmente este papo de tabagismo passivo?

Tanto existe que acabei de publicar um trabalho sobre a dosagem de cotinina (derivado da nicotina) na urina de crianças de 0 a 5 anos de idade atendidas no Pronto-Socorro do Hospital Universitário, e verificamos que 24% destas crianças apresentam cotinina na urina. São 50% os lares com adultos fumantes, e 24% das crianças tiveram contato íntimo com a fumaça do cigarro dos pais nas últimas 24 horas, antes de irem ao Pronto-Socorro.

Esposas não-fumantes de maridos fumantes têm 20% de risco a mais de infartar do que esposas não-fumantes de maridos não-fumantes. O mesmo risco ocorre de terem câncer de pulmão.

Você sabia que há uma lei na cidade de Nova York que cobra US$500 dólares de multa se você fumar no seu próprio apartamento? Pois seu vizinho passa a ser um fumante passivo. Se essa lei pega aqui no PATROPI (País Tropical)!

Caso 4

Viciada ou não-viciada?

Uma atleta de academia me procurou querendo parar de fumar aqueles 8 cigarros diários. Na primeira reunião contei-lhe que havia uma dependência mais comportamental e não química, pois oito cigarros eram muito poucos. Ela não retornou à segunda consulta e eu pensei que tivesse perdido mais esta batalha. Certo dia, encontrei-a na rua e ela gritou:

– Dr. João Paulo, parei de fumar.

Interessado em saber como tinha conseguido tal façanha, pedi que me contasse sua estratégia.

– O senhor me falou que eu não era dependente química da nicotina, que eu não era viciada. E eu achava que era viciada. O senhor falou que eu não era, então parei de fumar.

Capítulo 7

TRATAMENTO FARMACOLÓGICO PARA A CESSAÇÃO DO TABAGISMO

Frederico Leon Arrabal Fernandes
Ubiratan de Paula Santos

O tratamento da dependência do tabaco é multidisciplinar. Aconselhamento, terapia comportamental, nutricional, orientação para atividade física e uso de medicações são medidas que juntas aumentam as chances de cura. O uso de medicação é parte central do tratamento. Com a introdução dos fármacos, os programas de cessação de tabagismo mostraram maior taxa de sucesso a curto e longo prazo. Em estudos controlados, o sucesso da abordagem com medicação chega a ser duas vezes mais eficaz do que o uso de placebo.

O profissional de saúde empenhado em auxiliar o paciente a parar de fumar deve conhecer as medicações de primeira e segunda linha, suas indicações e restrições. É claro que não existe fórmula mágica, nem medicação 100% eficaz no combate ao tabaco. Mas a redução da ansiedade e dos sintomas de abstinência são um passo importante no controle do vício.

Muitos dos pacientes motivados a cessar o tabagismo podem beneficiar-se do uso de uma ou mais modalidades de tratamento farmacológico. Exceto em situações especiais como gestação, adolescentes e fumantes de menos de 10 cigarros por dia, os dependentes de tabaco devem utilizar a farmacoterapia durante o processo de cessação do hábito.

As drogas de primeira linha são a reposição de nicotina e a bupropiona. São consideradas medicações efetivas, com poucos efeitos colaterais nocivos e benefício bem estabelecido.

A reposição de nicotina tem várias formas de apresentação. As mais utilizadas atualmente são a goma de mascar e os adesivos.

No caso de adesivo, recomenda-se iniciar com um adesivo de 21mg/dia, rodiziando o local de colocação, durante quatro a oito semanas, depois um adesivo de 14mg/dia por duas semanas e um adesivo de 7mg/dia durante duas semanas. Dependentes pesados ou fumantes de 30 ou mais cigarros por dia podem necessitar do uso de dosagem maior. Se for optado por essa estratégia, pode-se iniciar com 28 ou máximo 35mg (um adesivo de 21 e um de 14mg) para testar tolerabilidade. Doses maiores que 0,5mg/kg devem ser evitadas.

A goma de mascar tem apresentação de 2mg. A prescrição é de uma goma a cada 2 horas, até um máximo de 16 por dia durante 2 meses, e depois reduzir progressivamente durante 1 mês.

A goma deve ser mascada durante 30 minutos, mantendo-a na boca entre os intervalos de mastigação. Pode ser usada como complemento ao adesivo ou às outras drogas, nos momentos de fissura (vontade incontrolável de fumar). Combinar o adesivo com a goma é uma forma aceitável de tratamento, muitas vezes mais eficaz que a monoterapia. Pacientes com dificuldade para parar de fumar usando apenas goma ou adesivo devem ser orientados a usar os dois.

O principal efeito colateral do adesivo é irritação da pele, na maioria dos casos leve e suportável. Superdosagem pode acontecer com doses acima de 0,5mg/kg, e os sintomas são diarréia, tonturas, náuseas, vômitos sensação de cansaço e sonolência.

A maior contra-indicação à reposição de nicotina é o infarto do miocárdio há menos de 2 semanas. Acidentes vasculares cerebrais isquêmicos recentes, arritmias graves e angina instável também são contra-indicações. O uso em gestante é permitido em casos selecionados. Existem efeitos de vasoconstrição placentária, no entanto, são bem menores do que os causados pela manutenção do tabagismo.

A interrupção do tabagismo deve ser programada para três a cinco dias após a data de início da aplicação do adesivo ou do uso da goma de mascar como forma de adaptação, ganho de confiança na droga e redução do estresse.

A bupropiona é uma medicação antidepressiva que age estimulando a função adrenérgica e dopaminérgica do sistema nervoso central. É a melhor droga antidepressiva para reduzir as taxas de recorrência e os sintomas de abstinência da nicotina. Foi demonstrado que o uso de bupropiona aumenta mais de 2 vezes a probabilidade de o indivíduo interromper o hábito tabágico.

A apresentação é em comprimidos de 150mg. É recomendada a dosagem de 1 comprimido por dia durante 3 dias e depois 1 comprimido duas vezes ao dia, com intervalo nunca inferior a 8 horas. Evitar tomar segunda dose após as 18:00h, devido à possibilidade de insônia. Outros efeitos colaterais são boca seca, cefaléia, e *rash* cutâneo. Em 0,1% dos usuários pode precipitar convulsões.

É contra-indicada em pacientes com distúrbios convulsivos, quadro presente ou prévio de bulimia ou anorexia nervosa, pacientes com distúrbio bipolar, uso concomitante de inibidor da mono-amino-oxidase (IMAO) drogas antipsicóticas como haloperidol e clorpromazina, insuficiência hepática grave. Evitar o uso em gestantes e durante a amamentação.

A interrupção do tabagismo deve ser programada após 7 a 10 dias de uso da mediação. A duração do tratamento deve ser avaliada individualmente, de acordo com o grau de dependência, ansiedade, sintomas de abstinência e relação custo-benefício. A duração habitual é de 7 a 12 semanas. Existem diretrizes que recomendam o tratamento por 1 ano, mostrando maior taxa de sucesso e menor recorrência durante o período de uso da medicação. No entanto, a recorrência após 1 ano do término do tratamento é igual para pacientes que usaram a bupropiona por 7 semanas ou 1 ano.

A combinação da bupropiona com o adesivo de nicotina é permitida. Apesar de não ter sido demonstrada maior taxa de sucesso que a monoterapia, o ganho de peso foi menor entre os pacientes que usaram as duas drogas de forma concomitante.

Outras medicações podem ser utilizadas para auxiliar a cessação do tabagismo, no entanto, por seu perfil de efeitos colaterais e menor eficácia são consideradas como drogas de segunda linha. A clonidina e a nortriptilina são utilizadas como alternativa de baixo custo e em pacientes com contra-indicação às drogas de primeira linha.

Clonidina é um anti-hipertensivo de eficiência limitada no auxílio ao dependente de nicotina. A dosagem recomendada é de 0,2 a 0,4mg por dia em dose única ou preferencialmente de 12/12 horas. Iniciar com 0,1mg e elevar a dosagem a cada 3-4 dias. Para interromper o uso de doses elevadas, é recomendada a redução progressiva. Boca seca, sedação, tonturas, sonolência, obstipação e distúrbios da ereção são os principais efeitos colaterais e geralmente limitam seu uso. Não é indicado seu uso em gestantes e lactentes. A interrupção da droga deve ser gradual para evitar crises hipertensivas. Programar interrupção do tabagismo após 3 dias de iniciado o uso da droga.

A nortriptilina, um antidepressivo tricíclico, também tem ação superior ao placebo em aumentar as chances de parar de fumar. Quando combinada com o adesivo, parece ter um efeito benéfico aditivo. É recomendada a dosagem de 75 a 150mg por dia, devendo a dose ser iniciada com 25mg e aumentada progressivamente a cada 3 a 4 dias. Por possuir meia-vida longa (17 horas), pode ser empregada em dose única diária, preferencialmente à noite. Causa muitos efeitos adversos, sendo freqüentes boca seca, sonolência, taquicardia, obstipação e tontura. Antes de iniciar seu uso, deve ser realizado um eletrocardiograma para afastar bloqueio atrioventricular e síndrome do QT longo. Programar a interrupção do tabagismo 20 dias após iniciado uso da droga.

Inibidores da recaptação da serotonina, ansiolíticos e anfetaminas não são efetivos como tratamento do tabagismo.

A escolha da medicação empregada deve ser baseada na familiaridade do médico com o fármaco, contra-indicações, preferência do paciente e características individuais. Em pacientes com depressão, a bupropina e a nortriptilina são indicadas. Se o ganho de peso é uma preocupação importante, pode ser recomendado o tratamento com adesivo de nicotina combinado com bupropiona ou nortriptilina.

Reduzir a ansiedade, controlar os sintomas de abstinência e aumentar a confiança do dependente no tratamento são benefícios claramente atribuíveis à escolha apropriada do medicamento. O conhecimento e a experiência na indicação e uso da terapia farmacológica para auxiliar a cessação do tabagismo podem ser as diferenças entre uma tentativa frustrada e o sucesso.

BIBLIOGRAFIA

Gourlay SG, Stead LF, Benowitz NL. Clonidine for smoking cessation. *Cochrane Database Syst Rev*, 2004;CD000058.

Hays JT, Hurt RD, Rigotti NA, et al. Sustained-release bupropion for pharmacologic relapse prevention after smoking cessation. a randomized, controlled trial. *Ann Intern Med*, 2001;135-423.

Hughes J, Stead L, Lancaster T. Antidepressants for smoking cessation. *Cochrane Database Syst Rev*, 2004;CD000031.

Hurt RD, Sachs DPL, Glover ED, et al. A comparison of sustained-release buproprion and placebo for smoking cessation. *N Engl J Med*, 1997;337-1195.

Jorenby DE, Leischow SJ, Nides MA, et al. A controlled trial of sustained-release bupropion, a nicotine patch, or both for smoking cessation. *N Engl J Med*, 1999; 340-685.

Karnath B. Smoking cessation. *Am J Med*, 2002;112-399.

Roddy E. Bupropion and other non-nicotine pharmacotherapies. *BMJ*, 2004;328-509.

Caso 5

Alguns degraus de ajuda

Uma senhora de seus 60 anos, com paralisia infantil e defeito em uma das pernas, querendo dificultar o seu acesso ao cigarro, jogava o maço do segundo para o primeiro andar, pois assim tinha que descer a escada para fumar. Com a dificuldade de se locomover, diminuiu de cara 50% do consumo.

Capítulo 8

ALGUNS PRESSUPOSTOS DA TERAPIA COMPORTAMENTAL NA DEPENDÊNCIA DO CIGARRO

Sílvia Maria de Carvalho

> *"Alguns de nós que descobrimos incapazes de parar de fumar, por exemplo, freqüentemente suspiramos e desejamos um auto-controle mais forte. Entretanto, o problema real não é um controle mental fraco, mas um controle fraco pelo ambiente. O que precisamos não é fortalecer nossa vontade interior, mas rearranjar o ambiente externo, fortalecendo as contingências de esquiva ou promovendo outros reforçadores para o comportamento que desejamos ter".*

Sidman, 1989

Vários estudos têm comprovado que a terapia comportamental associada à reposição de nicotina, principalmente quando realizada concomitantemente, são muito eficazes no tratamento da dependência do cigarro. É importante considerar que há diferentes graus de dependência da nicotina; assim como a história de relações comportamentais estabelecidas com o ambiente onde cada pessoa está inserida. Em outras palavras, para alguns pode ser mais fácil deixar de fumar do que para outros, levando-se em conta o grau de dependência da nicotina no organismo e a história de aprendizado que cada um adquiriu com o cigarro ao longo da vida.

Os procedimentos comportamentais utilizados terão eficácia quando aplicados neste contexto e por meio da análise funcional do comportamento. A pessoa pode ser conduzida a identificar e analisar as variáveis que controlam seu comportamento de fumar (o que a mantém fumando), assim como as possibilidades que tem de deixar o cigarro.

Inicialmente, o objetivo do tratamento pode ser conduzir o fumante, ainda em dúvidas, a pensar ou verbalizar sobre a possibilidade de agir sobre seu hábito de fumar. Em um outro momento, a pessoa é estimulada a marcar uma data para abandonar o cigarro e posteriormente a permanecer abstinente por um maior período de tempo.

Para a manutenção da abstinência é fundamental que o indivíduo aprenda novos hábitos, habilidades sociais adequadas e comportamentos incompatíveis ao de fumar (como esporte, relaxamento ou outras atividades de lazer, por exemplo). O objetivo final da proposta é a abstinência total, instrumentalizando o indivíduo a prevenir possíveis recaídas.

Segundo Laranjeira e Gigliotti (2000), cerca de 92% dos fumantes sabem que fumar é prejudicial a sua saúde. Setenta por cento destes querem parar de fumar, mas apenas de 5 a 10% conseguem fazê-lo, permanecendo abstinentes por no mínimo um ano, sem ajuda profissional. Quarenta por cento dos fumantes não consideram parar de fumar em um futuro próximo. Esses podem estar desinformados, resistentes ou inseguros quanto sua capacidade de mudança, quando encontram argumentos que justificam seus comportamentos de esquiva dos enfrentamentos necessários para deixar o cigarro. Outros 40% têm dúvidas quanto a parar de fumar e aproximadamente 20% pretendem parar nos próximos meses. Essa distinção é importante de se estabelecer já que indivíduos em fases diferentes necessitam de intervenções específicas.

Serão abordados neste capítulo fundamentações da terapia comportamental, alguns procedimentos utilizados no tratamento do tabagismo (como observação, autocontrole e prevenção de recaídas), análise funcional do comportamento e alternativas para aumentar a probabilidade de se viver livre do cigarro.

SOBRE A DEPENDÊNCIA DO TABACO

Há diferentes explicações para a dependência química como uso compulsivo de drogas. Segundo o modelo moral, é vista como uma suposta falta de força de vontade ou fraqueza de caráter. É comum que o próprio fumante se considere "sem-vergonha" por não deixar o cigarro, sabendo dos prejuízos por ele causados. É esperado também que ele se considere "fraco" e ache que se tivesse "vontade" suficiente, deixaria de fumar a qualquer momento.

Já o modelo de dependência como doença considera o comportamento do indivíduo dependente como desviante em relação ao comportamento normal, na medida em que o aspecto compulsivo implicaria uma falta de controle voluntário do indivíduo, levando à autodestruição do organismo.

O modelo comportamental considera a dependência química um produto resultante de um conjunto de comportamentos aprendidos e tem como decorrência conseqüências destrutivas para a vida do indivíduo, que se somam a novas variáveis que irão determinar a ocorrência de novos comportamentos inadequados.

A dependência química gera um comportamento lesivo não considerado doença, já que o comportamento de fumar, por exemplo, obedece às mesmas leis do comportamento "normal", passível de uma análise funcional. A substância química é um evento ambiental, ou seja, um estímulo. Como tal, é capaz de exercer qualquer função em que um estímulo potencialmente poderia exercer.

A droga pode envolver reforço positivo ou negativo (quando seu uso é reforçado pela retirada do estímulo aversivo: abstinência). Os efeitos das drogas reforçam o comportamento de consumi-las, e também os elos comportamentais que levam a uma maior probabilidade de consumo.

DEFINIÇÃO DE ALGUNS PRESSUPOSTOS DO MODELO COMPORTAMENTAL.

Modelo comportamental

O comportamento é visto como objeto de estudo científico e pode ser ordenado, explicado, previsto e controlado, a fim de ser modificado, visando melhoria na qualidade de vida das pessoas, assim como no desenvolvimento da sociedade.

Comportamento

Comportamento é uma característica primordial dos seres vivos; é qualquer coisa que um organismo vivo faça ou qualquer ação de um indivíduo que possa ser observada. Nos animais, envolve essencialmente instintos e hábitos aprendidos. Sendo assim, a descrição científica de um comportamento começa pela observação dele próprio e deve ser definido de forma operacional, isto é, descrito cientificamente em termos observáveis e mensuráveis (Skinner,1953).

O comportamento é o objeto de estudo que tenta descrever dentro de quais determinadas circunstâncias o indivíduo responde daquela forma e quais conseqüências se seguem a essa resposta, de forma a mantê-la. Quaisquer mudanças nas circunstâncias, na resposta ou nas conseqüências, modificará toda a relação e, portanto, o comportamento.

Concluindo, o comportamento não é algo que possa ser isolado, mas uma relação envolvendo o organismo e seu meio, e como relação só pode ser observado enquanto o organismo estiver se comportando. Originalmente, trata-se de um verbo: comportar-se, e não de um substantivo: comportamento.

Comportamento respondente

O comportamento respondente ou reflexo é involuntário e caracterizado por reações do organismo a estímulos incondicionados, ou seja, sem necessidade de aprendizagem ou condicionamento. Neste modelo de comportamento, uma resposta específica é produzida por um estímulo de acordo com a estrutura hereditária do organismo, e não por conta de experiência prévia que a pessoa tenha do estímulo (Glat, 1984).

São exemplos de comportamento respondente: reflexos da musculatura esquelética, reações emocionais imediatas e outras respostas controladas pelo sistema nervoso autônomo.

Comportamento operante

O comportamento operante é a modificação do comportamento (reações e ações de um animal, especificamente do ser humano), através do controle das conseqüências que se seguem a este (Skinner, 1953). Ele é voluntário e aprendido, portanto, pode ser desaprendido.

A freqüência do comportamento operante dependerá dos eventos que o seguem. Algumas conseqüências aumentam a probabilidade de um comportamento operante ocorrer (reforço positivo ou negativo) ou diminuem sua ocorrência (punição), assim como o ambiente também interfere na probabilidade de ocorrência desse comportamento.

Uma das características mais importantes das conseqüências que influencia diretamente na modificação do comportamento é a contingência.

"Quando uma conseqüência não é contingente a um comportamento, significa que ela é apresentada independente do que o indivíduo esteja fazendo. Geralmente, a apresentação não-contingente da conseqüência não resulta em nenhuma mudança sistemática de comportamento" (Kazdin, 1975).

O comportamento muda, na medida em que muda o contexto. Poderosas são as contingências, não as pessoas.

O comportamento, com freqüência, tem conseqüências mistas: a vida é cheia de opções entre alternativas que oferecem diferentes combinações de reforço e punição. Qual desses conjuntos de relação prevalecerá depende da força de cada uma dela, o que, por sua vez, depende tanto das circunstâncias presentes quanto da história pessoal de reforço e punição.

Reforço positivo

É um estímulo que, quando apresentado à situação e contingente à resposta emitida pelo indivíduo, aumenta sua probabilidade de ocorrência.

Reforço negativo

É um estímulo que, quando retirado da situação e contingente à resposta emitida pelo indivíduo, aumenta sua probabilidade de ocorrência.

Em ambos os casos o efeito do reforço é o mesmo: a probabilidade da resposta será aumentada.

Nenhum reforçador funciona como reforçador o tempo todo. Por mais poderoso que ele seja, ainda é possível a saturação. Se o indivíduo passou certo tempo sem o reforçador, é provável que ele se mostre poderoso; isso é **privação**.

Se a pessoa recentemente recebeu muito desse reforço, é provável que ela se torne fraca; isso é **saciação**. É até possível que um reforçador se transforme em punidor.

47

Punição

O processo de punição ocorre quando uma resposta produz efeitos que diminuem sua probabilidade de ocorrência.

Prever o comportamento é como prever o tempo. O indivíduo que prevê o tempo não pode ter certeza absoluta de que hoje vai chover, assim como não posso ter certeza absoluta se irei ao cinema, mas posso afirmar que: "em circunstâncias como essas, tal evento é provável". Fazemos isso com base em nossa experiência passada com aquelas circunstâncias.

Quando uma pessoa administra reforço e punição intencionalmente, com o propósito de alterar o comportamento de outra pessoa, temos o que se chama de treino, ensino ou terapia.

Análise funcional do comportamento

O principal instrumento do terapeuta comportamental é a análise funcional ou o levantamento criterioso das variáveis (eventos, acontecimentos) que estejam funcionalmente relacionados aos comportamentos desejáveis e indesejáveis da pessoa. Através desse entendimento, é possível propor uma estratégia eficaz no alcance do bem-estar e da melhora. "Combate-se" os comportamentos-problema, ao mesmo tempo que busca-se instalar e aumentar a freqüência de comportamentos adequados ao contexto, desejáveis, funcionais e geradores de satisfação e felicidade.

Skinner (1953) afirmou que não se pode esperar uma explicação adequada do comportamento sem que suas relações com essas variáveis sejam analisadas.

Antes devemos conhecer que comportamento é esse a ser modificado (Hunt e Hunt, 1974). Neste caso: comportamento de fumar.

Autocontrole

O termo autocontrole é, muitas vezes, relacionado com traços de personalidade do indivíduo; como algo que ele possa controlar, caso tenha força de vontade suficiente, independente da situação ou da época de vida.

O estudo do autocontrole para a análise do comportamento está inserido na área de comportamento de escolha. Todo comportamento envolve escolha (Herrnstein, 1970; Todorov, 1971). Mesmo em ambiente com poucas opções, uma pessoa pode escolher entre ler, dormir, dançar, entre outros. Escolhas assim podem ter conseqüências insignificantes, o que não podemos dizer sobre tomar uma vacina ou deixar de fumar.

Para Skinner, 1953, "o indivíduo freqüentemente passa a controlar parte do seu próprio comportamento quando uma resposta tem conseqüências conflitantes, quando leva a ambos os reforçamentos positivo e negativo."

É importante considerar a história individual dentro de uma comunidade que estabelece propriedades aversivas para o comportamento impulsivo e, portanto, respostas que reduzem a probabilidade desse comportamento podem ser fortalecidas.

Para analisar quais as contingências envolvidas no autocontrole, é preciso questionar porque alguém se autocontrola. Quando se fala de autocontrole segundo Skinner, estamos falando de educação: "o estabelecimento de comportamentos que serão vantajosos para o indivíduo e para os outros, em algum tempo futuro" (1953, p. 402).

Por meio do repertório composto pelos comportamentos de autocontrole, o indivíduo pode ser completamente independente e autônomo em relação ao ambiente, chegando às respostas adequadas sob as contingências do futuro.

De acordo com Skinner (1953), o repertório que prepara para o futuro envolve um tipo peculiar de interação do indivíduo com o ambiente, na qual ele próprio arranja as condições necessárias para a emissão de uma determinada resposta.

Rachlin (1970) define autocontrole como a escolha de uma recompensa maior no futuro contra uma recompensa menor no presente. Existe um reconhecimento implícito da armadilha presente em uma contingência quando as pessoas falam que alguém é "escravo de uma hábito". Os maus hábitos, e particularmente as dependências, são difíceis de largar e a pessoa que vivencia os desagradáveis efeitos do hábito não parece se sentir livre.

Quando vemos uma pessoa fumando, parece estar descontraída. Assim, pode-se dizer que gosta de fumar; mas quando a vemos sem cigarro e à beira de uma ataque de nervos, somos mais propensos a dizer que está presa à armadilha de um mau hábito.

Autocontrole consiste em fazer uma opção. O fumante que se abstém de fumar mostra autocontrole. A alternativa, que seria ceder ao hábito, é agir impulsivamente. O fumante se depara com uma escolha entre duas alternativas: a impulsividade (fumar) e o autocontrole (abster-se). A diferença entre os dois é que a impulsividade consiste em se comportar de acordo com o reforço a curto prazo (alívio, prazer), ao passo que o autocontrole consiste em comportar-se de acordo com o reforço a longo prazo (boa saúde).

Agir impulsivamente leva a um reforçador pequeno (reforço social, alívio da abstinência), porém imediato. O problema do comportamento impulsivo está nos efeitos nocivos a longo prazo. Podem transcorrer meses ou anos antes que o mau hábito cobre seu preço em conseqüências como câncer, enfisema e doença cardíaca.

O reconhecimento das conseqüências aversivas da impulsividade explica porque as pessoas presas em contingências-armadilha não se sentem livres.

Quando a sociedade dispõe de reforço positivo para comportamentos desejáveis e apóia contingências de longo prazo, as pessoas são produtivas e mais felizes.

A pessoa que procura o tratamento para deixar de fumar, se vê diante de uma difícil situação de escolha: fumar e sentir prazer, aliviando sintomas de abstinência e em contrapartida futuros danos à saúde, perda de paladar, problemas respiratórios, crítica social; ou não fumar e diminuir os riscos de danos à saúde, ser aceito socialmente, ter sintomas de abstinência e ter que se adaptar a uma nova vida livre do cigarro.

Se fumar produzisse apenas reforçadores positivos, não seria necessário a manipulação de variáveis ambientais para aumentar a probabilidade de uma resposta incompatível a esta (não fumar), por outro lado, se fumar produzisse apenas conseqüências aversivas, a probabilidade de a pessoa não fumar seria alta, não dependendo da manipulação de variáveis ambientais.

É apenas porque a pessoa sabe dos prejuízos que o cigarro irá causar, apesar do prazer e alívio imediatos, que ela se autocontrola.

Recaídas

Cerca de 80% das pessoas que deixam de fumar apresentam recaída nos primeiros seis meses de abstinência. A recaída é processo, não um único evento. É um conjunto de acontecimentos, comportamentos e sentimentos que têm início antes de o indivíduo fumar, no qual ele experiencia uma ameaça à abstinência. As intervenções terapêuticas podem ser realizadas a qualquer momento desse processo, na tentativa de revertê-la. Fumar é o comportamento que caracteriza o final da recaída.

A recaída é comum e esperada, por ser um processo de aprendizagem, podendo ser previsível e evitável. Quando ocorre, e o terapeuta utiliza sua análise na oportunidade de aprendizado a situações futuras, não anula as conquistas do indivíduo até o momento.

A recaída normalmente ocorre quando a pessoa não identifica as circunstâncias de risco que está inserida e não tem repertório ou habilidades suficientes para enfrentar essas situações.

Prevenção de recaídas

É um programa de autocontrole e manutenção da abstinência e tem como objetivo ensinar o indivíduo a reconhecer sinais de recaídas, evitar e/ou enfrentar situações de risco que antecedem o comportamento de fumar.

Prevenir recaídas aumenta a probabilidade de manutenção da abstinência em ex-fumantes. Para que o modelo de autocontrole seja utilizado, o indivíduo precisa aprender a observar seu comportamento de fumar, identificar eventos internos e externos que o desencadeiam e as conseqüências que mantêm seu comportamento (ganhos imediatos ao fumar e/ou alívio dos sintomas de abstinência).

"Uma vez ensinados a reconhecer e a controlar situações de risco, espera-se que o indivíduo estabeleça seu próprio desempenho e recompense ou reforce a si mesmo apropriadamente" (Brickman et al. 1982, p. 379-380).

Informação

É importante que as pessoas tenham informações e criem expectativas realistas sobre o tratamento para tabagismo, o que inclui: esperar algum grau de dificuldade; dispor de tempo na observação do seu comportamento de fumar e na identificação de variáveis que controlam esse comportamento, a fim de elaborar um plano individual de autocontrole e manutenção da abstinência; prever vulnerabilidades e saber da importância do aprendizado de novos comportamentos e habilidades incompatíveis com o fumar, para aumentar a probabilidade da abstinência a longo prazo.

Aprendizado de novos comportamentos

É bastante provável que a presença de um reforçador de valor alto como o cigarro controle a maioria das respostas de um indivíduo, quando no seu ambiente existem poucos estímulos reforçadores. Assim, como dito anteriormente, para reduzir ou eliminar o consumo do cigarro, deve-se estabelecer um ambiente rico em reforçadores que não estejam relacionados ou sejam incompatíveis com o comportamento de fumar (Petry, 2000).

Habilidade social

Ter habilidade social também aumenta a chance de a pessoa se manter abstinente a longo prazo, uma vez facilitando interações sociais e conseqüentemente, a aprendizagem de novos comportamentos.

Para definir habilidade social, Caballo (1996) identifica três tipos de conseqüências necessárias: a eficácia para se conseguir os objetivos da resposta, a eficácia para manter ou melhorar a relação com outras pessoas e a eficácia para manter a auto-estima da pessoa socialmente habilidosa.

"O comportamento socialmente habilidoso é esse conjunto de comportamentos emitidos por um indivíduo em certo ambiente, de um modo adequado à situação, respeitando esses comportamentos nos demais, e que geralmente resolve os problemas imediatos da situação enquanto minimiza a probabilidade de futuros problemas" (Caballo, 1986).

Comportamento criativo e liberdade de escolha

Winston e Baker (1985) consideram um comportamento criativo, quando seja, antes de tudo, apropriado, relevante, útil, dentro de certa cultura e em um determinado momento do tempo.

Quando um ambiente muda, de modo que as respostas predominantes não são mais efetivas para produzir o reforço, outras respostas, previamente selecionadas em condições ambientais similares, passam a ser evocadas pelo ambiente modificado. Estímulos do novo ambiente que são similares àqueles do ambiente antigo produzem, então, combinações únicas de respostas. Quanto maior a variedade de respostas disponíveis no repertório comportamental de um indivíduo, maior o número de combinações possíveis; mais criativo é o comportamento (menor a chance da pessoa voltar a fumar).

No decorrer do processo de aprendizagem, o indivíduo deve não somente aprender como fazer algo, mas também como fazer esse algo de maneiras diferentes. A diversidade das formas aprendidas dependerá das exigências estabelecidas pelo ambiente e, quanto mais cedo essas exigências forem feitas, mais provável será a manutenção da variabilidade (Stokes, 2001).

Conclusão

As pessoas descrevem "felicidade" quando seu ambiente permite escolhas (alternativas de ações possíveis) que tenham conseqüências reforçadoras e que estejam livres da possibilidade de conseqüências aversivas. Quando a felicidade a longo prazo está em conflito com o reforço pessoal a curto prazo, as pessoas também se sentem felizes quando livres de alguns tipos de reforço imediato. Ninguém gosta de abrir mão de um "prazer", mas todo mundo se beneficia da saúde e do bem-estar com uma vida livre de cigarro.

BIBLIOGRAFIA

Abreu-Rodrigues J, Ribeiro RM (Org.). Análise do Comportamento – Pesquisa, Teoria e Aplicação, *Artmed*, 2005.

Baum, William M. Compreender o Behaviorismo. *Artmed*, 1999.

Caballo V. Modificação de Técnicas de Terapia e Modificação do Comportamento, *Livraria Editora,*1996, 361.

Guilhard HJ (Org.). Sobre Comportamento e Cognição, expondo a variabilidade – Vol. 7, *Esetec*, 2001.

Guilhard HJ (Org.). Sobre Comportamento e Cognição, expondo a variabilidade – Vol. 8, *Esetec*, 2001.

Kerbauy R, Wielenska R (Org.). Sobre Comportamento e Cognição, da reflexão teórica à diversidade da aplicação – Vol. 4, *Esetec*, 2001.

Laranjeira R, Giglioti A. Tratamento da dependência de nicotina *Psiq. Prat. Med.* 2000.

Marlatt G, Alan. Prevenção de Recaída: Estratégias e manutenção no Tratamento de Comportamentos Adictivos. *Artes Médicas*, 1993, 419-61.

Rangé B (Org.). Psicoterapia Comportamental e Cognitiva. *Editora Psy*, 1995, 15-25.

Skinner BF. Ciência e Comportamento Humano. *Martins Fontes*, 1979.

Velicer WF, Fava JL, Prochaska JO, Abrams DB, Emmons KM, Pierce JP. Distribution of smokers by stage in three representative samples. *Prev Med*, 1995.

Winston AS, Baker JE (1985). Behavior analysis studies of creativity: A critical review. The Behavior Analyst, 8, 191-205.

Caso 6

Depoimento de paciente com enfisema pulmonar e infarto

Tenho 74 anos. Profissão professora. Eu fumava, tudo bem, achava gostoso, até que um dia eu fiquei sem ar. Mas fiquei sem ar de verdade. Fiquei alguns dias respirando com dificuldade, fui para o hospital e fiquei 16 dias recebendo oxigênio e estou no oxigênio até hoje.

Dos 15 aos 16 anos fumávamos escondidas. O primeiro maço de cigarro foi meu pai que me deu, porque achava bonito uma mulher que fumasse. Pegávamos o cigarro, fumávamos no banheiro do cinema e acendíamos o fósforo na boca para tirar o cheiro do cigarro. Comecei a fumar na escola normal com quinze anos: éramos três terezinhas e as três saíam da aula para fumar. Com 16 me formei professora e parei de fumar. Depois comecei a fumar aos 20 anos. Meu pai fumava e parou de uma hora para outra. Minha mãe não fumava, mas a minha tia com quem eu morei fumava. Eu passei a fumar, no início, 10 cigarros, depois passei para 20 e me controlava da seguinte maneira: se um dia fumasse 21, no outro fumava 19 cigarros. Meu filho fuma. Assim foi até que pelas tantas eu passei a fumar 10 cigarros por dia. Eu acordava, tomava café e começava a fumar. Assim foi por 50 anos.

A vida com oxigênio não está muito boa. Eu durmo com oxigênio e muitas vezes eu fico com ele durante o dia. No começo eu usava o dia inteiro, depois eu arrumei um botijão pequeno para poder ir à feira e passear de carro. A noite piora a falta de ar e eu durmo com oxigênio a noite toda.

O que eu tenho para falar para quem fuma? – É melhor não começar, porque depois que começa precisa ter muita força de vontade. Eu larguei quando fui internada. Antes de começar a falta de ar, eu não percebia a falta de ar, a não ser quando eu andasse muito. Um dia, na hora do almoço eu percebi que estava com falta de ar. Fui para a UTI e lembro-me da médica ao lado do meu leito dizendo: – Vai intubar ou não vai intubar. Foi terrível.

Eu tenho a dizer que é uma bobagem começar a fumar, afinal o que estamos fazendo: queimando dinheiro e soltando uma fumaça que está prejudicando o pulmão da gente. Depois será muito difícil largar. Precisa muita força de vontade e muita decisão para largar.

– Quando precisar, estarei às suas ordens, espero.

Dona Terezinha já não fuma há cinco anos. Não tomou esta decisão antes porque foi burra, conforme seu próprio depoimento. Suas últimas palavras neste depoimento foram:

– Espero que os jovens não comecem porque depois é muito difícil. Não é gostoso, vão ficar com boca amarga e com dentes escuros, ignorando o que poderá acontecer com eles.

O enfisema pulmonar vem acometendo o pulmão devagarinho. Existe uma compensação da parte cardiocirculatória e você passa a se compensar, até que um dia a falta de ar aparece e aí já é tarde, como aconteceu com dona Terezinha que ficou no oxigênio com uma má qualidade de vida.

Capítulo 9

AS AÇÕES DA ENFERMEIRA NO GRUPO MULTIDISCIPLINAR DE CONTROLE DO TABAGISMO

Marina Hideko Anabuki
Ana Lúcia Mendes Lopes
Marcia de Souza Campos
Lislaine Aparecida Fracolli

A EDUCAÇÃO EM SAÚDE COMO ESTRATÉGIA PARA O CONTROLE DO TABAGISMO

O tabagismo é uma doença complexa e sua abordagem requer a integração de diversos componentes que interagem e se potencializam para dar conta dessa complexidade. Não há dúvida de que medidas psicossociais, não medicamentosas, são essenciais no tratamento do fumante.

Segundo a OMS, as ações educativas têm demonstrado resultados significativos em termos de redução do consumo do tabaco no Brasil, pois entre 1989 e 2002 registrou-se uma queda de 32% no consumo de cigarros, mesmo com o crescimento do mercado informal.

O INCA, através da Coordenação Nacional de Controle do Tabagismo e Prevenção Primária de Câncer (CONTAPP), tem como proposta alertar para a importância do profissional de saúde na abordagem ao paciente fumante; informar sobre os diversos aspectos da dependência da nicotina e propor uma forma de tratamento compatível com as dimensões e recursos de nosso país. Não se restringindo a ações preventivas para o tabagismo, mas, iniciando uma atuação junto aos 30 milhões de brasileiros fumantes, ajudando-os no seu processo de cessação de fumar, e, portanto, prevenindo seus adoecimentos futuros.

Em 2005, a OMS (Organização Mundial da Saúde) dedicou o Dia Mundial sem Tabaco (31 de Maio) a estimular que todos os profissionais de saúde tenham atitudes pró-ativas no controle do tabagismo. O tabaco é uma das causas evitáveis mais importantes na alteração da saúde, e isto deve estimular os profissionais da saúde para deixarem de fumar e fazerem uso de sua posição estratégica na promoção de uma sociedade sem tabaco.

Como profissionais da saúde, a contribuição das enfermeiras na promoção de uma sociedade sem tabaco encontra-se principalmente no desenvolvimento de ações educativas para o controle do tabaco. Kohlrausch e Rosa ao correlacionarem os modelos assistenciais adotados e as tendências pedagógicas das ações educativas da enfermeira no âmbito hospitalar e comunitário, consideram ser *"fundamental que a enfermeira saiba discernir o que está por trás de sua prática, visto que a enfermagem faz parte de um contexto histórico e político e o seu trabalho pode ser um meio de transformação social ou de manutenção do paradigma vigente"*.

Deste modo, o tema do controle do tabaco diz respeito diretamente à prática da assistência de enfermagem, na educação, na pesquisa e em programas de saúde, sugerindo uma direção para a ação do enfermeiro.

As enfermeiras têm sido apontadas como importantes parceiras na redução do tabaco, por serem o mais numeroso grupo de profissionais da saúde, por terem grande contato com várias populações através da prestação de cuidados diretos ao usuário/paciente em diversos cenários, bem como são vistos como confiáveis pelo público.

Estudo realizado em São Francisco, Califórnia (EUA) destacou a habilidade da enfermeira para aconselhar sobre a cessação do tabagismo após treinamento específico. Atribuiu-se esta característica ao fato de haver uma maior ênfase no currículo de enfermagem para atividades relativas a como aconselhar e orientar.

No Hospital Universitário da Universidade de São Paulo (HU-USP), mais especificamente na Unidade Básica de Assistência à Saúde (UBAS) e no Ambulatório, uma equipe multidisciplinar está desenvolvendo um Programa de Educação em Saúde com os usuários de tabaco.

O PROGRAMA EDUCATIVO VOLTADO PARA O TABAGISMO NO HU-USP: A PERSPECTIVA DA ENFERMAGEM

Em 2002, instituiu-se no HU a comissão antitabágica sob a coordenação de um pediatra pneumologista. A comissão era composta por funcionários de diversos serviços e setores do HU e estava ligada diretamente à superintendência. Realizaram-se algumas reuniões com o objetivo de expor a proposta de trabalho, as finalidades e a situação dos funcionários fumantes e não-fumantes da USP, visando o estabelecimento de uma política institucional de controle do tabagismo.

Nesse mesmo período a UBAS do HU-USP, vinha acumulando uma experiência no desenvolvimento de grupos educativos, como parte da definição de sua prática assistencial, uma vez que havia sido inaugurada em novembro de 2001. Na época, a UBAS desenvolvia o grupo multidisciplinar QUALIVITA, de reeducação alimentar, voltado para os funcionários da USP com sobrepeso, ou obesidade; este grupo era organizado pelas enfermeiras da UBAS.

A partir da convicção de que uma política institucional de controle do tabagismo demandaria a necessidade de oferecermos uma proposta terapêutica (farmacológica ou não) para as pessoas que desejassem deixar de fumar, foi proposto a formação de um grupo educativo de controle do tabagismo.

Para que se concretizasse esta proposta de trabalho educativo em grupo uma das enfermeiras da UBAS, propôs-se a receber capacitação específica sobre as ações educativas dirigidas ao controle do tabaco.

Após a capacitação e de posse de conhecimento sobre essa questão, um grupo de profissionais propôs-se a atuar sob a forma de grupo educativo para o controle do tabagismo. Este grupo compôs-se das enfermeiras da UBAS (2), médico pediatra (1), cirurgião-dentista bucomaxilofacial (1), psicóloga (1), nutricionista (1) e professor de Educação Física (1).

O grupo estabeleceu que realizaria psicoterapia de grupo e as reuniões visariam "descobrir" nas pessoas os fatores desencadeadores do hábito de fumar, conscientizá-las quanto aos riscos a que se expõem quando fumam e aos malefícios, do exemplo aos filhos e à juventude em geral, tendo como finalidade a cessação do tabagismo.

Optou-se então pelo modelo da Terapia Cognitivo Comportamental (TCC), formulada por Aaron Beck (apud Baum) entre as décadas de 1960 a 1970, tendo como pressuposto "o modelo cognitivo" afirmando que *diante de uma situação as pessoas podem ter diversos tipos de pensamentos automáticos que irão determinar o que ela vai sentir e como vai agir diante de determinada situação"*. Segundo Baum, as características básicas da abordagem da TCC são: a atividade cognitiva afeta o comportamento e pode ser monitorada e alterada.

A TCC tem como princípio uma boa aliança com a terapêutica. Requer colaboração e participação ativa do paciente, pois tem tempo limitado e depende dos objetivos traçados, visando alterar pensamentos ou crenças para que haja uma melhora no humor e na qualidade de vida.

A TCC procura auxiliar o fumante a identificar gatilhos relacionados ao desejo e ao ato de fumar e utiliza técnicas cognitivas de modificação do comportamento para interromper a associação entre a situação gatilho, a fissura de fumar e o comportamento de consumo.

A TCC utiliza estratégias para lidar com estresse e afetos positivos e negativos, solução de problemas, além de manejo dos sintomas da síndrome de abstinência. Uma vez que o fumante pare de fumar são utilizadas técnicas de prevenção de recaída. Existem diversos estudos que avaliam a eficácia da TCC no tratamento do tabagismo, no entanto existem evidências de que as seguintes características tornam o tratamento mais eficaz: 1. treinamento de habilidades e solução de problemas; 2. apoio social como parte do tratamento; 3. ajudar fumantes a obter apoio social fora do tratamento.

A OPERACIONALIZAÇÃO DA PROPOSTA EDUCATIVA E A ORGANIZAÇÃO DOS GRUPOS

Composta a equipe multidisciplinar e definida a linha de trabalho, passou-se a captar os interessados, divulgando a constituição de um processo educativo voltado para o controle do tabagismo junto aos demais profissionais do HU, para que estes encaminhassem usuários para freqüentar o grupo educativo.

As enfermeiras conversavam com os usuários na sala de espera, ou com aqueles que estivessem fumando fora do prédio, enquanto aguardavam serem atendidos, sem, contudo constranger as pessoas, mas estimulando-as a refletirem sobre o assunto.

Uma campanha institucional, com cartazes nas portas dos consultórios, estimulando aos usuários que conversassem sobre tabagismo com os profissionais de saúde, auxiliou bastante nas abordagens em sala de espera.

A maioria dos interessados era composta por funcionários da USP, sensibilizados pelo Programa USP Sem Cigarro, muitos deles encaminhados por outros profissionais de saúde. Os usuários interessados em parar de fumar, procuravam espontaneamente pela enfermagem na UBAS e no Ambulatório do HU, para obterem informações acerca de "como parar de fumar" ou mesmo em "como se inscrever no grupo de controle do tabagismo". A procura por matrículas no grupo foi consideravelmente grande e de março de 2004 a maio de 2005, 108 participantes foram matriculados.

Importante destacar o envolvimento de auxiliares e técnicos de enfermagem na sensibilização e na captação de interessados durante o atendimento na sala de procedimentos, na pré e pós-consulta, bem como a estratégica participação dos recepcionistas do Serviço de Arquivo Médico e Estatística (SAME – UBAS) no atendimento e prestação de informações. Foi elaborada pela enfermeira uma lista de interessados constando os principais dados dos futuros integrantes do grupo.

A necessidade de envolvermos os familiares dos funcionários e a comunidade do Butantã, fez com que o Ambulatório do HU passasse a atuar também, com a realização de grupos e a participação de uma enfermeira.

Quando havia cerca de 40 interessados, a enfermeira responsável pelo grupo, entrou em contato telefônico com estas pessoas, identificando-se e confirmando o interesse em participar do grupo. Caso continuasse interessado, o usuário era convidado a vir matricular-se mediante o preenchimento de uma ficha de matrícula (Anexo 1).

O ACOLHIMENTO E O ACONSELHAMENTO COMO AÇÕES DE ENFERMAGEM COMPLEMENTARES AO GRUPO EDUCATIVO

Há algumas evidências de que parar de fumar é uma mudança de estilo de vida que traz benefícios à saúde, e durante o trabalho de organização do grupo educativo, as enfermeiras foram percebendo que boa parte dos indivíduos pareciam desejar receber mais informações a respeito do assunto.

Muitas vezes o espaço de discussão no grupo parecia não ser suficiente, assim passaram a realizar um tipo de aconselhamento durante o momento de matrícula ou de avaliação dos mesmos.

No momento da matrícula, realizava-se um aconselhamento individual onde se forneciam informações a respeito do programa, objetivos e dinâmica do grupo educativo, além de algumas orientações sobre estratégias para diminuir o tabaco até se iniciar as reuniões. O aconselhamento foi avaliado como um momento de grande importância para o estabelecimento de vínculo e para o trabalho de conscientização do indivíduo quanto à sua decisão de deixar de fumar.

A maneira como o enfermeiro se posicionava durante o aconselhamento favorecia a compreensão, de modo que o sujeito não se sentia pressionado a parar de fumar, mas compreendia a importância de mobilizar-se neste sentido, com o apoio da equipe multidisciplinar.

Durante esse breve aconselhamento, abordava-se os malefícios do cigarro, os níveis de dependência (baseado na escala de Fargeströn), perguntando-se ao usuário o tempo que demora a acender o primeiro cigarro depois que se levanta e, orientando-o a tentar protelar ao máximo o primeiro cigarro do dia, além de atentar para o cigarro que pode deixar de fumar sem que fique irritado, com dor de cabeça ou que apresente qualquer outro sintoma.

O conhecimento do modelo transteórico de mudança descrito por Prochazka e Di Clemente, no qual o tabagista passa por diversas etapas no processo de abandonar o tabaco (pré-contemplação, contemplação, preparação, ação, manutenção e recaída), é bastante útil para a enfermeira avaliar em qual momento o fumante se encontra.

Outra questão levantada é se não gostaria de marcar um dia para parar de fumar. Alguns preferem não se manifestar e deixar o tempo correr, outros decidem marcar no dia de algum santo, por exemplo, dia de São José, outros deixam para o início ou final do grupo. Enfim, a combinação dessas diversas técnicas podem contribuir muito quando utilizadas no momento de aconselhamento, dando suporte inclusive para o grupo educativo.

O espaço de tempo entre a matrícula e o início do grupo geralmente é de 7 a 10 dias, e em alguns casos foi observado que um ou outro usuário já iniciava o grupo com um número menor de cigarros.

RESULTADOS PRELIMINARES
DA ESTRATÉGIA EDUCATIVA

Estudos têm demonstrado que programas de cessação de fumar podem desempenhar uma função importante, particularmente entre os grandes dependentes, que estão mais expostos às doenças e disfunções relacionadas com o tabaco .

Dos 108 usuários participantes dos grupos educativos do HU (UBAS e Ambulatório), 62% (68) eram mulheres e 38% (40) homens; estes se encontravam, em sua maioria, na faixa etária de 35 a 50 anos (58,5%), seguido de 19,5% entre 50 e 65 anos. Das unidades da Universidade de São Paulo, o HU teve o maior número de participantes, 25%; da Reitoria e da Coordenadoria de Ação Social (COSEAS) vieram oito (9,1%), da Escola de Comunicação e Artes (ECA) compareceram sete (8,0%), da Faculdade de Odontologia (FO) seis (6,9%), entre outras. É importante salientar a participação das duas unidades, HU e FO, uma vez que ambas prestam assistência à saúde ao público e desenvolvem um trabalho de controle do tabagismo.

O número de cigarros consumidos por dia registrado na matrícula foi de 2.484, e, no término dos grupos, constatamos que houve uma redução de 80%, ou seja, deixaram de ser fumados 1.989 cigarros neste período.

Da população participante, 56,5% (61) não fizeram uso de medicamento, quer seja de reposição de nicotina ou da bupropiona/pamelor e; 43,5% (47) necessitaram auxílio medicamentoso. Quanto à psicoterapia, a maioria 65% (70) considerou dispensável este tipo de apoio e 35% (38) optaram em participar.

CONCLUSÃO

Por estar constantemente voltada para a observação sistemática ao paciente, estimulando-o para o autocuidado, a enfermeira tem papel fundamental na Educação em Saúde. Permanecendo no mesmo local durante o período de trabalho, tem facilidade de estabelecer vínculo e dar continuidade à abordagem terapêutica da equipe multiprofissional, tornando-se uma referência importante ao sujeito que necessita de apoio, sem que este tenha que aguardar nova consulta ou reunião para poder ser atendido.

Destacamos algumas atividades das enfermeiras em nossa equipe, sem contudo pretender esgotá-las, uma vez que estas atividades foram definidas por características de nossos serviços, sob a perspectiva de trabalho multidisciplinar.

- Captação – inclui estratégias de sensibilização ao usuário, envolvimento da equipe de enfermagem na abordagem dos interessados bem como a elaboração de lista constando dados como: nome do usuário, idade, unidade em que trabalha, telefone para contato, peso e altura (para cálculo do índice de massa corporal), pressão arterial, número de cigarros por dia, tempo de tabagismo, co-morbidades (hipertensão arterial, *diabetes mellitus* ou outra) e horário disponível para participar do grupo.

- Aconselhamento/acolhimento de enfermagem – realizada no momento da matrícula, com registro dos dados na ficha, com estabelecimento de um primeiro diálogo com o usuário sobre a decisão de cessar o tabagismo, fornecendo informações a respeito do tabaco, dos objetivos e das dinâmicas do grupo, e algumas orientações quanto às estratégias para diminuir o tabaco até iniciar o grupo.

- Coordenação logística – contato com todos os profissionais envolvidos para definir os dias das reuniões, recursos áudio visuais, local, divulgação.

- Captação dos dados referentes aos resultados obtidos a cada reunião, quanto ao consumo de cigarros de cada usuário, durante a semana anterior.

- Contribuição na abordagem comportamental cognitiva durante as dinâmicas de grupo, e durante os momentos de aconselhamento.

- Contato entre o usuário e os demais profissionais após o término do grupo, como referência para os usuários, no sentido de estabelecer vínculo.

- Seguimento grupal ou individual de usuários fraco-dependentes (menos de 10 cigarros/dia), durante um ano, com encaminhamento ao psicólogo ou ao psiquiatra, bem como ao clínico do grupo, para a prescrição de medicamentos.

As condutas de enfermagem estão relacionadas à conscientização dos usuários quanto aos riscos a que estão expostos e à necessidade de mudança do estilo de vida.

A ação educativa aos fumantes, dentro de uma instituição de saúde, depende essencialmente do exemplo dado pelos profissionais de saúde. Tendo em vista as características da profissão – jornada de trabalho em regime de plantão, rodízios freqüentes – eles atuam como disseminadores e modelos de comportamentos saudáveis, demonstrando a importância do seu engajamento nos programas de controle do tabagismo.

É de suma importância que os profissionais da saúde, com destaque para a enfermeira e a equipe de enfermagem, exerçam um método de ação sistemática para estimularem seus pacientes a deixarem de fumar.

As intervenções dos profissionais de saúde, médicos, enfermeiros, dentistas e demais elementos, têm a possibilidade de alcançar a maioria dos fumantes devido ao grande contato que mantêm com o público em geral.

Como outras estratégias para o controle do tabaco estão: campanhas educativas junto aos jovens, para que não comecem a fumar; campanhas de massa visando o grande público; distribuição de literatura informativa em diversos níveis culturais; obtenção de tabacos menos tóxicos e formas menos perigosas de fumar; a elevação do preço do tabaco ao consumidor, proibição da publicidade ou restringir os horários de propaganda, só que estas não estão diretamente sob a responsabilidade dos profissionais de saúde .

O trabalho em equipe e a importância da atuação no controle do tabagismo, parece-nos abrir ainda mais oportunidades à enfermeira, necessitando para isso que se aprimore a formação dessa profissional em estratégias educativas para a intervenção em questões complexas como o tabagismo.

ANEXO I – GRUPO ANTITABACO – PROTOCOLO DE ADMISSÃO

Nome: _____ Sexo: _____ Data de nasc: ___/___/___

Matrícula: _____ Ocupação: _____ Escol.: _____

Unidade da USP: _____ Telefones para contato: _____

Origem do encaminhamento: _____

Peso: _____ Altura: _____ IMC: _____

Há quanto tempo fuma: _____ Número de cigarros/dia: _____

Quanto tempo após acordar acende o primeiro cigarro? _____

O que você acha de marcar uma data para deixar de fumar? _____

Quando? _____

Momentos que identifica como desencadeadores do desejo de fumar: _____

_____

PA: _____ HAS ( ) Dieta hipossódica ( ) Medicamento: _____

( ) DM ( ) Dieta ( ) Medicamento: _____ ( ) Insulina

Faz outro tratamento médico atualmente: tipo/ resultados: _____

_____

Faz uso de outros medicamentos: tipo/ dosagem: _____

Exames prévios realizados: _____

_____

Sexo feminino   G: _____ P: _____ A: _____ ( ) Climatério

Já tentou parar de fumar? tipo/resultados: _____

_____

Atividade física: tipo/ freqüência _____

Cliente elegível para o programa: ( ) SIM   ( ) NÃO

Orientações: _____

_____

Data: ___/___/___ Profissional: _____

BIBLIOGRAFIA

Baum WM. Compreender o Behaviorismo. Ciência Comportamental e Cultura. Porto Alegre, Artes Médicas, 1999.

Carmo JT, Andrés-Pueyo A, López EA. La evolución del concepto de tabaquismo. Cadernos de Saúde Pública, Rio de Janeiro, v.21, n.4, p.999-1005, julho-agosto, 2005.

Chaves EC, Mendonça LGT. Uso e dependência do tabaco. In: Benseñor, IM et al. Medicina em ambulatório: diagnóstico e tratamento. São Paulo, Sarvier, 2005. 62-72.

Chollat-Traquet C. Avaluacion de las actividades de lucha contra el tabaco: experiencias e principios orientadores. Organización mundial de la Salud. Genebra, Suíça, 1998. p.227.

Instituto Nacional do Câncer, Ministério da Saúde, 2004. Por que aprovar a Convenção-Quadro para o controle do tabaco? Coordenação de Prevenção e Vigilância (CONPREV), Rio de Janeiro. http//www.inca.gov.Br/tabagismo/publicações/cquadro.pdf

Kohlrausch E, Rosa NG. Relacionando os modelos assistenciais e as tendências pedagógicas em saúde: subsídios para a ação educativa da enfermeira. Revista Gaúcha de Enfermagem, Porto Alegre, v.20, n. especial, p.113-122, 1999.

Ministério da Saúde. Secretaria Nacional de Assistência à Saúde. Instituto Nacional do Câncer. Coordenação Nacional de Controle de Tabagismo Prevenção Primária de Câncer (Contapp). Ajudando seu paciente a deixar de fumar. Rio de Janeiro INCA, 1997; p52.

Organização Mundial da Saúde. WHO urges health professionals to engage in tobacco control. Tobacco Free Initiative, World Health Organization, Genebra, Suíça, maio 2005. http://www.who.int/tobacco/mediacentre/newreleases2005

Presman S, Carneiro E, Giglioti A. Tratamentos não farmacológicos para o tabagismo. *Rev Psiq Clin* 32(5);267-275, 2005.

Prochazka J, DiClemente C. Stages and Process of Self-Change of Smoking: Toward Na Integrative Model of Change. *Journal of Consulting and Clinical Psychology*. 1983; v.51. fasc.3. p.390-395.

Rosemberg J. Tabagismo, sério problema de Saúde Pública. Revista da Pontifícia Universidade Católica de São Paulo, São Paulo, v. XLVII, fasc. 93, jan-jun 1977.

Sarna l, Bialous S. Tobacco Control in the 21st Century: A critical issue for the nursing profession, Research and Theory for Nursing Practice: *An Int J,* v.19, n.1, p.15-24, 2005.

Schultz ASH. Nursing and tobacco reduction a review of the literature. *International Journal of Nursing Studies*, Canada, v.40, n.6, p.571-586, august 2003.

Zahnd EG, Coates TJ, Richard RJ, Cummings SR. Counseling medical patients about cigarette smoking: a comparison of the impact of training on nurse practitioners and physicians, *Nurse Practitioner*, EUA, v.15, n.3, p.10-18, march 1990.

Caso 7

Eu precisava olhar para ele

Um senhor negro de 1,90cm de altura, peito bem forte por fora e enfisematoso por dentro conseguiu para de fumar, mas conservava o maço de cigarros em cima do móvel da sala, pois precisava saber que ele estava lá. A cada reunião semanal, ele nos contava que não tinha fumado, mas que o pacote estava lá em cima da mesa. Indagado sobre o porquê disto, ele explicava:

– Doutor, eu preciso olhar para ele. Eu preciso saber que ele está lá.

Na penúltima reunião foi um aplauso só quando este senhor nos contou que agora ele não estava mais em cima da mesa. Ele tinha colocado o maço dentro da gaveta. Hoje eu já sei que posteriormente o maço foi jogado no lixo.

Capítulo **10**

A VISÃO DO PATOLOGISTA SOBRE O TABAGISMO

Maria Claudia N. Zerbini
Fabíola Del Carlo Bernardi

O uso de produtos derivados do tabaco, incluindo o cigarro, charuto ou cachimbo, está associado com maior mortalidade e morbidade do que qualquer outro fator de exposição em nível individual, ocupacional ou ambiental.

Os agentes inalados na fumaça do cigarro podem agir de três maneiras:

- diretamente nas membranas mucosas;
- deglutido na saliva;
- absorvido no sangue a partir do exuberante leito capilar alveolar.

A partir destas diferentes vias de exposição, os elementos constituintes da fumaça do cigarro atuam em órgãos-alvo distantes, causando uma variedade de doenças sistêmicas, devendo ser destacadas como causas de óbito em ordem decrescente de freqüência:

- câncer;
- doença cardiovascular isquêmica;
- doença pulmonar obstrutiva crônica e doenças pulmonares intersticiais;
- óbitos perinatais;
- câncer e doença cardiovascular do fumante passivo.

Desta forma, entre os diferentes órgãos-alvo para o câncer estão a laringe e o pulmão, o esôfago, o pâncreas, a bexiga urinária e a cavidade oral, determinados por diferentes tipos de carcinógenos órgão-específicos existentes na fumaça do tabaco.

Outros efeitos do uso do tabaco incluem o aumento da prevalência e retardo da cicatrização de úlceras gástricas, a exacerbação do fenômeno de refluxo pilórico e a redução de secreção de bicarbonato pelo pâncreas. Os fumantes são mais suscetíveis a infecções agudas do trato respiratório incluindo influenza, prejuízo na função de *clearance* da árvore traqueobrônquica por toxicidade sobre os cílios das células epiteliais que revestem a mucosa do trato respiratório, e sinusite crônica. Ainda atua exacerbando a bronquite, asma e pneumoconioses.

O fumo é um fator de risco multiplicativo com a hipertensão e a hipercolesterolemia para o desenvolvimento de doença arterial coronariana e arteriosclerose, infarto do miocárdio e acidente vascular cerebral em mulheres utilizando contraceptivos orais. Em função de aumentar a adesão e agregação plaquetária, pode desencadear arritmia e parada cardíaca determinada pelo prejuízo na oxigenação do miocárdio.

Passaremos, a seguir, a descrever com maiores detalhes, as conseqüências do fumo para a árvore respiratória, com lesões com as quais o patologista se depara freqüentemente em sua rotina, seja ela de necropsia ou de patologia cirúrgica.

As lesões pulmonares causadas pelo fumo incluem-se nos seguintes grupos: as doenças obstrutivas, o câncer e em menor grau as doenças intersticiais ou restritivas.

As **condições obstrutivas** das vias aéreas são caracterizadas por um aumento de resistência ao fluxo de ar, conseqüente à obstrução parcial ou completa a qualquer nível, a partir da traquéia e grandes brônquios, aos bronquíolos respiratórios e terminais, que apresentam uma redução do volume expiratório forçado. As quatro principais doenças obstrutivas são o enfisema, a bronquite crônica, a bronquiectasia e a asma, as quais apresentam características clínicas e anatômicas distintas (Quadro 10.1).

O enfisema e a bronquite crônica são agrupados e referidos como "doença pulmonar obstrutiva crônica" (DPOC), pela freqüente ocorrência

Quadro 10.1 – Espectro das doenças pulmonares obstrutivas crônicas.

Termo clínico	Local anatômico	Alterações histológicas principais	Etiologia	Sinais/sintomas
Bronquite crônica	Brônquio	Hiperplasia das glândulas mucosas, hipersecreção	Fumo, poluentes atmosféricos	Tosse, secreção
Bronquiectasia	Brônquio	Dilatação e fibrose das vias aéreas	Infecções persistentes ou graves	Tosse, secreção purulenta, febre
Asma	Brônquio	Hiperplasia da musculatura lisa, excesso de muco, inflamação	Imunológica ou indefinida	Sibilos episódicos, tosse, dispnéia
Enfisema	Ácino	Dilatação do espeço aéreo, destruição dos septos alveolares	Fumo	Dispnéia
Doenças das pequenas vias aéreas, bronquiolite	Bronquíolo	Inflamação, cicatrização, obliteração	Fumo, poluentes ambientais, outros	Tosse, dispnéia

simultânea de lesões em nível acinar (enfisema) e brônquico (bronquite), em íntima associação ao fumo (90% dos casos). Embora a asma (hiperreatividade reversível das vias aéreas) seja uma doença distinta, ela pode ser um componente da DPOC em alguns pacientes.

ENFISEMA

Enfisema caracteriza-se por um aumento anormal permanente dos espaços aéreos distais ao bronquíolo terminal, acompanhado por destruição de suas paredes, sem fibrose importante. O enfisema é classificado de acordo com sua distribuição anatômica dentro do lóbulo, o qual por sua vez corresponde a um grupo de ácinos, as unidades respiratórias terminais alveoladas. São dois os principais tipos de enfisema, os quais causam obstrução significativa ao fluxo de ar: o centroacinar e o panacinar.

O enfisema centroacinar (ou centrolobular) corresponde a 95% dos casos de enfisema, sendo fortemente associado ao fumo e freqüentemente associado à bronquite crônica. Neste tipo de enfisema estão dilatadas as porções centrais dos ácinos, correspondentes aos bronquíolos respiratórios, enquanto nas porções distais, os alvéolos encontram-se poupados. Desta forma, espaços aéreos normais e alterados coexistem dentro dos mesmos ácinos e lóbulos. As lesões são mais comuns e mais intensas nos lobos superiores.

O enfisema panacinar (ou panlobular) caracteriza-se por um alargamento uniforme a partir do bronquíolo respiratório aos alvéolos terminais. Apresenta predileção e é mais intenso nas bases dos pulmões. Este tipo de enfisema é classicamente associado à deficiência de α_1-antitripsina.

No enfisema centroacinar grave, o ácino distal pode estar envolvido, tornando difícil sua caracterização.

A figura 10.1 representa o aspecto macro (A) e microscópico (B) do pulmão normal. A figura 10.2 representa o aspecto macroscópico (A) e microscópico (B) do pulmão com enfisema centroacinar.

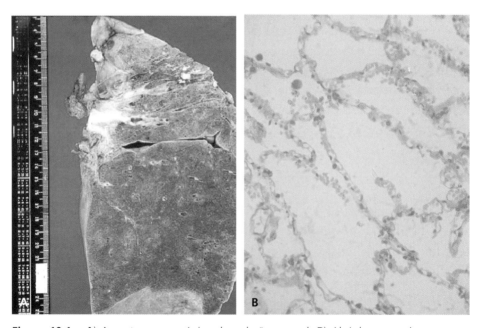

Figura 10.1 – **A)** Aspecto macroscópico do pulmão normal. **B)** Alvéolos normais.

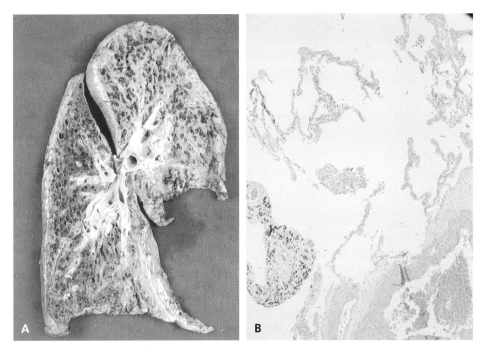

Figura 10.2 – A) Aspecto macroscópico do enfisema centroacinar; o pulmão não está muito aumentado de volume e apresenta dilatação alveolar centroacinar, realçada pelo depósito de pigmento negro antracótico. Os alvéolos ao redor estão preservados. **B)** Enfisema centrolobular – espaços aéreos distendidos com destruição da parede e sem fibrose.

Embora a patogênese do enfisema relacionado ao fumo não seja ainda totalmente esclarecida, a hipótese mais aceita sobre o mecanismo da destruição da parede dos espaços aéreos é a do desequilíbrio entre as proteases (especialmente a elastase) e as antiproteases. Nos fumantes, macrófagos e neutrófilos acumulam-se na região centroacinar, sendo liberadas uma série de proteases, entre elas a elastase, e metaloproteinases, causando dano tecidual. A elastase liberada pelo macrófago não é inibida pela α_1-antitripsina, além de ter a capacidade de digerir esta antiprotease. Além disso, a fumaça do tabaco contém abundantes radicais livres, levando a um desequilíbrio no mecanismo oxidante-antioxidante, e inativando antiproteases protetoras, contribuindo para a lesão tecidual.

BRONQUITE CRÔNICA

Bronquite crônica é definida clinicamente por episódios de tosse persistente por mais de três meses em pelo menos dois anos consecutivos. É desencadeada por irritantes inalados, particularmente a fumaça do tabaco, em 90% dos pacientes. Alguns indivíduos podem apresentar hiper-reatividade das vias aéreas com broncoespasmo intermitente e sibilos (*bronquite asmática crônica*), ou mesmo desenvolver obstrução crônica das vias aéreas associada a enfisema, sendo então classificado como portador de uma *bronquite crônica obstrutiva*.

A manifestação inicial da bronquite crônica é a hipersecreção de muco nas grandes vias aéreas, determinada pela hipertrofia das glândulas submucosas na traquéia e brônquios. Com a persistência do processo inflamatório, ocorre um aumento do número de células caliciformes (produtoras de muco) ao nível dos brônquios menores e bronquíolos (< 2-3mm de diâmetro), levando a uma produção excessiva de muco, contribuindo para a obstrução das vias aéreas, além de alterar o equilíbrio entre as camadas de muco (gel e sol) que revestem o epitélio brônquico, com conseqüente prejuízo do transporte mucociliar.

Ao exame anatomopatológico, caracteriza-se a bronquite crônica por secreção de muco espesso formando verdadeiros tampões na luz das vias aéreas (Fig. 10.3A). Ao exame microscópico observamos, além da hiperplasia das glândulas mucosas nas vias aéreas maiores, freqüente substituição do epitélio de revestimento pseudo-estratificado ciliado por epitélio escamoso, por um fenômeno denominado de metaplasia (Fig. 10.3B), aumentando a resistência mecânica às subsâncias inaladas, porém levando a uma perda da atividade protetora do epitélio ciliado especializado dessa região. Ao nível dos bronquíolos observa-se estreitamento do lúmen, acompanhado por metaplasia do epitélio com substituição por células caliciformes (produtoras de muco), tampões de muco, inflamação e fibrose, que, em estádios avançados, caracterizam um quadro de bronquiolite obliterativa constritiva, contribuindo para as características obstrutivas do paciente com bronquite crônica.

Muitos dos efeitos dos irritantes ambientais sobre o epitélio respiratório parecem ser mediados pelo fator de crescimento epidérmico (EGF – *epidermal growth factor*). É demonstrada experimentalmente a transcrição aumentada do gene da mucina MUC 5AC mediada pela via do receptor para EGF.

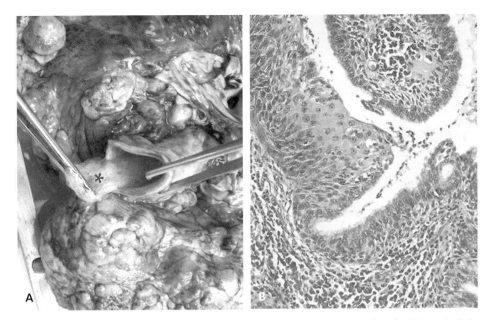

Figura 10.3 – A) Bronquite crônica com muco espesso presente na luz do brônquio (*). **B)** Bronquite crônica com aspecto histológico de metaplasia escamosa do epitélio brônquico (HE, 100x).

As **doenças intersticiais** relacionadas ao fumo incluem a pneumonia intersticial descamativa e a doença pulmonar intersticial associada à bronquiolite respiratória. A pneumonia intersticial descamativa e a doença pulmonar intersticial associada à bronquiolite respiratória são consideradas dois pólos de um espectro de alterações pulmonares intersticiais associadas ao fumo. A pneumonia intersticial descamativa se caracteriza pelo acúmulo de um grande número de macrófagos com citoplasma abundante contendo pigmento fino acastanhado (macrófagos do fumante). O acúmulo de macrófagos parece ser mais acentuado em torno dos bronquíolos respiratórios, mas se estende difusamente pelo parênquima pulmonar. Há pouca fibrose e somente discreto a moderado espessamento dos septos alveolares. Na doença pulmonar intersticial associada à bronquiolite respiratória, as alterações são bastante semelhantes à pneumonite intersticial descamativa, com exceção de que os macrófagos se apresentam mais limitados aos bronquíolos respiratórios e região peribronquiolar. O diagnóstico de ambas depende da correlação dos achados clínicos com os radiológicos e histológicos, sendo o prognóstico favorável com a suspensão da exposição ao fumo e/ou ao uso de corticosteróides. Alguns casos (cerca de 12%) de pneumonite intersticial descamativa podem evoluir com progressão da fibrose e pulmão em favo de mel.

CÂNCER

O câncer de pulmão é a forma de câncer mais freqüentemente diagnosticada e de maior morbidade no mundo, estreitamente relacionado aos efeitos carcinogênicos da fumaça do cigarro. Ocorre entre 40 e 70 anos, sendo raramente encontrado antes dos 40 anos. Fumantes (> 40 cigarros/dia) apresentam risco de desenvolver câncer de pulmão 60 vezes maior que um indivíduo não-fumante, sendo a mulher mais suscetível aos efeitos carcinogênicos do tabaco que o homem. A história natural do câncer de pulmão é muito desfavorável, sendo a sobrevida de cinco anos de somente 15%, levando-se em conta todos os estádios agrupados. A maioria deles tem origem central nos brônquios de primeira, segunda e terceira ordens. A classificação histológica do câncer de pulmão utilizada é a da OMS, que inclui sinteticamente:

- Carcinoma epidermóide (células escamosas) (25-40%) (Fig. 10.4A e B).
- Adenocarcinoma (25-40%).
- Carcinoma de pequenas células (*oat-cell* carcinoma) (10-25%).
- Carcinoma de grandes células (10-15%).

Do ponto de vista clínico, entretanto, as diferentes categorias histológicas podem ser agrupadas em dois tipos: carcinoma de pequenas células, com maior potencial metastático e melhor resposta precoce à quimioterapia, e o grupo dos não-pequenas células, menos freqüentemente metastático e com resposta desfavorável à quimioterapia; quando diagnosticado precocemente, o tratamento de escolha é a ressecção cirúrgica. A maior relação com o tabaco inclui os carcinomas epidermóide e de pequenas células.

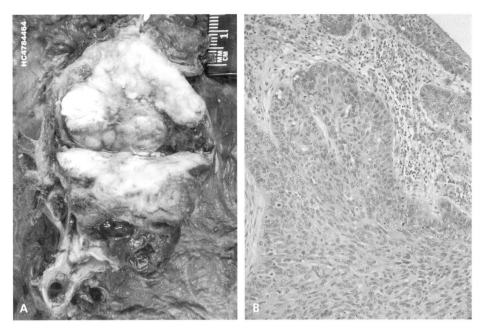

Figura 10.4 – A) Carcinoma central de origem broncogênica. **B**) Carcinoma do tipo epidermóide, moderadamente diferenciado ao exame histológico (HE, 200x).

A CRIANÇA E OS EFEITOS DO FUMO

Os efeitos adversos do fumo têm início na vida fetal e continuam através da infância e adolescência. As doenças respiratórias causadas pelo tabaco podem ter início na infância de duas maneiras. Em primeiro lugar pela exposição passiva a produtos do tabaco, atingindo o feto por via transplacentária, ou através do ar após o nascimento. Em segundo lugar, a maioria dos fumantes inicia o hábito de fumar na infância ou adolescência.

O feto é especialmente vulnerável ao fumo materno. Dez cigarros por dia podem causar hipóxia fetal, com conseqüente baixo peso ao nascimento, prematuridade e abortamento espontâneo. Complicações no momento do parto incluem maior risco de ocorrência de ruptura prematura das membranas, placenta prévia e síndrome da morte súbita.

Crianças expostas a um ambiente de constante exposição ao fumo, ou seja, morando com pelo menos um fumante no domicílio (fumante passivo), apresentam incidência aumentada de infecções de ouvido e trato respiratório, assim como exacerbação da asma, particularmente antes dos 2 anos de idade. Além disso, dados da literatura têm demonstrado maior risco de miocardiopatia em crianças expostas ao tabaco intra-útero e na vida pós-natal, como fumantes passivos.

BIBLIOGRAFIA

Colby TV, Lombard C, Yousem SA, Kitaichi M (eds). Atlas of Pulmonary Surgical Pathology, Philadelphia, W.B. Saunders Co, 1991.

Gilliland FD. Effects of early Onset Asthma and in Utero Exposure to Maternal Smoking on Childhood Lung Function. *Am J Respir Crit Care Med*, 2003;167:917-24.

Kumar V, Abbas AK, Fausto N (eds). Pathologic Basis of Disease, Philadelphia, Elsevier Saunders, 2005.

King DW (ed). Non-Neoplastic Disorders of the Lower Respiratory Tract, Washington, DC, Armed Forces Institute of Pathology, 2002.

Le Souëf PN. Tobacco related lung diseases begin in childhood. *Pediatric origins of adult diseases-4. Thorax,* 2000;58:1063-67.

Mone SM et al. Effects of Envioronmental Exposures on the Cardiovascular System: Prenatal Period Through Adolescence. *Pediatrics,* 2004;113:1058-69.

Stick S. The contribution of airway development to pediatric and adult lung disease. *Pediatric origins of adult diseases-1. Thorax,* 2000;58:587-94.

Capítulo 11

TABAGISMO E ODONTOLOGIA

Jayro Guimarães Jr.

O PAPEL DO CIRURGIÃO-DENTISTA NA LUTA ANTITABAGISTA

A Organização Mundial da Saúde (OMS, 1999) estima que, por dia, cerca de 100 mil crianças tornam-se fumantes regulares em todo o mundo. Hoje, estudos evidenciam que 90% dos fumantes iniciaram esse comportamento até os 19 anos e 50% dos que já experimentaram um cigarro se tornaram fumantes na vida adulta (Cinciprini, 1997).

Pesquisa realizada pelo Centro Brasileiro de Informações sobre Drogas Psicotrópicas (CEBRID, 1997) revela que o uso inicial de tabaco é bastante precoce na vida dos estudantes da rede pública de ensino de dez capitais brasileiras, sendo que, em média, aos 10 a 12 anos de idade cerca de 11,6% já fizeram, pelo menos, uso experimental de cigarro.

Vários estudos têm mostrado que a adolescência é a fase de maior risco para se iniciar a fumar. Nos anos de transição entre o ensino médio e superior, mais usuários do tabaco iniciam, desenvolvem e estabilizam seu comportamento de fumar.

As crianças são fumantes passivos e involuntários desde sua vida intrauterina. Assim, cabe a todo profissional de saúde colaborar com a saúde de seus futuros pacientes orientando as futuras mamães sobre os malefícios do uso do tabaco durante a gravidez.

Por essas razões, cremos que o cirurgião-dentista, particularmente o odontopediatra, deve instituir um programa antitabagista consistente para colocar na mente de seus pacientes os malefícios desse hábito. Os efeitos deletérios, geralmente, se manifestarão mais tarde pela cumulação, mas o hábito começa muito cedo.

Quem melhor que o odontopediatra, individualmente ou como classe profissional, para começar a incutir nos seus pacientes que o tabagismo tem sérias implicações para a saúde bucal? A resposta é clara se pensarmos que quem não começa a fumar na adolescência, poucas chances tem de começar a fumar quando adulto.

Os usuários de tabaco e aqueles que ainda não iniciaram este hábito precisam ser melhor informados sobre as relações entre o uso do tabaco e o câncer bucal e outras doenças estomatológicas, as doenças dentais e periodontais, a halitose e os seus prejuízos estéticos. E quem melhor que os dentistas para apresentar estes importantes assuntos relacionados com a saúde? Esses profissionais devem ser encorajados a aprender as técnicas para ajudar seus pacientes a não iniciar o hábito ou abandoná-lo, para colocar-se numa posição tecnicamente melhor para desempenhar este papel.

Cursos devem ser instituídos nos programas de graduação, pós-graduação e de aperfeiçoamento profissional. As associações classistas têm um papel fundamental na aglutinação dos profissionais e na transmissão das informações.

As pesquisas indicam que a maioria dos fumantes deseja abandonar o hábito e toda intervenção pode ajudá-los. Alguns cirurgiões-dentistas podem temer que o paciente os abandone, caso insistam que abandonem o tabagismo. Muito pelo contrário, pensamos que essas estratégias podem valorizar ainda mais a profissão. O que não é mais racional é apontar os malefícios que o tabagismo pode trazer para a saúde bucal dos pacientes, sem oferecer-lhes uma ajuda sobre como viabilizar os objetivos.

Tudo deve começar por colocar perguntas pertinentes sobre os hábitos dos pacientes na anamnese rotineira e começar por trabalhar em cima do problema.

Tabagismo: também uma doença odontopediátrica. Ou: você trata de bocas ou de pessoas que possuem bocas?

Uma das primeiras linhas na luta antitabagismo é a educação sobre os perigos do hábito. Encorajando uma criança sobre estes problemas pode até influenciar o grupo social a que pertence.

O cirurgião-dentista deve começar por si mesmo, fazendo esforços para não ser ele mesmo um usuário. Claro que é pouco convincente tentar que alguém abandone o tabagismo enquanto se mantém um cigarro entre os dedos.

Outro passo imprescindível para estes profissionais é obter o conhecimento que o levará ao total engajamento na luta antitabagismo.

Cremos que os consultórios nem devem possuir cinzeiros, sendo substituídos por panfletos antitabagistas. Se o profissional não os possui, pode montar um álbum com recortes de jornais e revistas e disponibilizá-lo na sala de recepção para quem desejar folheá-lo. Sem nada conseguir com esta atitude, o que não acreditamos, pelo menos, sua sala de recepção cheirará melhor.

O odontopediatra deve perguntar a todo paciente se ele já começou a fumar. Se ainda não, deve cumprimentá-lo efusivamente e incentivá-lo a continuar assim. Ao ser informado sobre os perigos do hábito, ele poderá ser um agente disseminador entre seus colegas. Pode criar uma atitude antitabagismo antes que o tabaco lhe seja oferecido.

Se ele já começou, deve perguntar quantos cigarros fuma diariamente e quais as razões que o leva a fumar, informar brevemente sobre os malefícios do tabagismo.

Ao fumar, aspira-se mais de 4.700 substâncias. Nicotina é um veneno e causa dependência, arsênico é usado para matar ratos, metano é combustível de foguetes, amônia é usada para limpar o chão, cádmio é usado em baterias, monóxido de carbono está na fumaça de escapamentos, formaldeído é usado para fixar tecidos, butano é fluído de isqueiros, cianetos foram usados em câmaras de gás e o alcatrão é cancerígeno.

Uma pergunta importante é se deseja parar. Se a resposta for positiva, continuar com o programa de intervenção. Se for negativa, não insistir, mas informar que, quando quiser, você pode ajudá-lo, inclusive encaminhando-o para médicos que podem auxiliá-lo. A menos que a pessoa esteja pronta para parar, suas chances de sucesso são baixas.

A estratégia não deve se limitar ao paciente odontopediátrico, mas, também, deve chegar a seus pais. Mesmo que sejam fumantes, devem adotar um comportamento antitabagista. Pais fumantes podem diminuir as chances de seus filhos virem a fumar se procurarem lugares de não-fumantes nos restaurantes, quando estão acompanhados de sua prole. Evidentemente, o que melhor podem os pais fazer é abandonar o hábito eles próprios.

Winickoff e cols. fizeram um estudo com pais que acompanhavam seus filhos numa clínica pediátrica de hospital, em Boston, onde 81% deles completaram três sessões de aconselhamento e 78% aceitaram reposição de nicotina através de adesivos. O trabalho era feito enquanto os pais esperavam pelo tratamento de seus filhos. Após dois meses de seguimento, 56% tentaram não fumar, 18% estavam em abstinência há sete dias, 34% continuava a usar a reposição e 42% buscavam informações adicionais em telefonemas para centros de auxílio. Os dados gerais demonstram que houve boa mobilização destas pessoas.

TABAGISMO E A ODONTO-ESTOMATOLOGIA

Além do câncer bucal e as doenças cancerizáveis (leucoplasia, eritroplasia, líquen plano e outras), os fumantes podem apresentar candidose hiperplástica crônica, estomatite ou palatite nicotínica, pigmentação dental e lingual (língua do tabagista ou língua negra pilosa), pigmentação de restaurações e próteses, aumento da quantidade de tártaro e placa bacteriana (que levam à gengivite, periodontite, retração gengival e maior incidência de cáries), glossite rombóide mediana, halitose e alterações gustativas (disgeusias) e olfativas (disosmias) que levam a alterar seus hábitos nutricionais e distorcer sua apreciação dos alimentos.

O CÂNCER BUCAL

A estimativa de incidência de câncer, publicada pelo Instituto Nacional do Câncer, para 2005, no Brasil, aponta o câncer bucal como o 8º mais freqüente entre os homens (com 9.985 casos estimados) e o 9º entre as mulheres (com 3.895 casos estimados).

O câncer bucal, em mais de 90% das vezes, um carcinoma epidermóide pode afetar qualquer sítio da mucosa bucal. O principal sinal deste tipo de câncer é o aparecimento de feridas na boca que não cicatrizam, ou não demonstram sinais que estão cicatrizando, em uma semana. Outros sinais são hemorragias, manchas esbranquiçadas (leucoplasias) ou avermelhadas (eritroplasias) nos lábios ou na mucosa bucal. Dificuldade para falar, mastigar e engolir, além de emagrecimento acentuado, dor e presença de linfadenomegalia cervical metastática são sinais de câncer de boca em estágio avançado.

O câncer de boca é uma denominação que inclui os cânceres de lábio e de cavidade oral (mucosa bucal, gengivas, palato duro, língua oral e assoalho da boca). Em mais de 90% dos casos, o câncer bucal está representado pelo carcinoma epidermóide.

O câncer de lábio é mais freqüente em pessoas brancas, e registra maior ocorrência no lábio inferior em relação ao superior, na maior parte das vezes no lugar onde o cigarro costuma ser apoiado. Nesta localização ele está mais relacionado com a irradiação solar. Uma área discrômica, esbranquiçada, com o epitélio espessado ou não, aspereza, ou uma ulceração com bordas endurecidas ou infiltradas é um motivo para procura de diagnóstico. Para prevenir o câncer de lábio, deve-se evitar a exposição ao sol sem proteção (filtro solar e chapéu de aba longa).

Na língua o câncer pode começar como uma placa branca (leucoplasia) que a seguir ulcera, reduzindo a mobilidade do órgão, inclusive porque depois de um certo desenvolvimento há dor.

No assoalho bucal o quadro é semelhante ao da língua, sendo que esse órgão pode sentir alguma diferença de consistência ou textura no assoalho.

O câncer na gengiva é menos comum. A ulceração pode resultar em perda tecidual e exposição do osso alveolar. Não deve ser confundido com outros problemas periodontais de natureza inflamatória ou auto-imune (p. ex.: pênfigo vulgar, penfigóide benigno de mucosa e líquen plano ulcerado).

O câncer de mucosa jugal (bochecha interna) é mais comum que nas gengivas e tarda para apresentar sintomas. O afetado pode relatar uma sensação de queimação ou de aspereza sentida pela língua.

O palato é um lugar comum, principalmente entre os tabagistas. Nesse local, além do aspecto ulcerado, poderemos ter uma lesão exofítica (nodular ou tumoral).

O câncer da boca acomete principalmente tabagistas, e isso fica evidenciado enfaticamente quando sabemos que, quando curado de um primeiro caso de câncer, o tabagista tem possibilidades alarmantes de ter uma segunda manifestação, caso não abandone esse hábito.

Os riscos aumentam quando o tabagista é também alcoólatra.

O álcool potencializa os efeitos cancerígenos do tabaco e, infelizmente, é raro observar-se um alcoolista que não fume. Aparentemente o álcool intensifica os efeitos gratificantes da nicotina, incluindo os de satisfação e os calmantes. Por esta razão, muitos que abandonaram o tabagismo voltam a fumar quando usam bebidas alcoólicas.

Sabe-se que os produtos oriundos da queima do tabaco se acumulam na boca, são dissolvidos na saliva e aí permanecem, por tempos variáveis, agredindo a mucosa bucal. Como, por ação da gravidade, a saliva se deposita no assoalho bucal. Pois bem, nessa região se localiza uma boa parte das lesões passíveis de malignização (cancerizáveis).

A capacidade do tabaco funcionar como agente carcinogênico é bastante conhecida. Produtos como o benzopireno e as nitrosaminas, encontrados no alcatrão do tabaco, podem danificar o DNA e converter células normais em células cancerosas.

Felizmente, as lesões do câncer bucal assim como todas as doenças bucais (estomatológicas) estão ao alcance da visão e palpação de qualquer um. As pessoas devem ser ensinadas a fazer o auto-exame bucal prestando a atenção no seguinte:

- Colocar-se frente a um espelho, num lugar bem iluminado. Colocar seu indicador na parte interna de uma das bochechas e o polegar na face externa, tracionar a bochecha, olhar e palpar com o indicador da mão oposta. Puxar a língua para fora da boca com o indicador e o polegar revestidos por uma gaze (para não escorregar), examinando e palpando o seu dorso e levando-a para a direita e esquerda para melhor visualizar suas bordas. Erguê-la, examinar e palpar o assoalho da boca, indo ao fundo, dos dois lados. Abaixar a língua com o indicador e examinar e tentar palpar a orofaringe (a parede posterior da boca). Examinar a região das tonsilas (antigamente conhecidas como amídalas). Correr o dedo palpando e examinando os palatos mole e duro. Palpar e examinar as gengivas e a mucosa adjacente até os fundos dos sulcos.

- Toda a ferida na face, pescoço ou boca que não cicatriza, ou não esteja em vias de cicatrizar, em uma semana (no máximo, em duas semanas).
- Hemorragias intrabucais repetidas.
- Placas brancas, vermelhas ou escuras dentro da boca e qualquer alteração de cor. Quanto às manchas brancas, principalmente as que não são removidas pela fricção gentil feita com gaze.
- Crescimentos moles, borrachóides ou sólidos nos lábios ou em qualquer região intrabucal.
- Formigamentos, dores ou perda de sensibilidade.
- A grande maioria das doenças destas regiões é infecciosa ou inflamatória, de forma que, sem ansiedade ou pessimismo, você deve procurar um estomatologista para fazer o diagnóstico.

LEUCOPLASIA

É conceituada, pela Organização Mundial de Saúde, como sendo "uma mancha ou placa branca, que não pode ser removida por raspagem com uma gaze, e não pode ser caracterizada, clínica ou microscopicamente, como qualquer outra doença". Seu diagnóstico é feito pela exclusão de outras doenças que se apresentam com estas características clínicas.

É uma lesão pré-maligna ou cancerizável, como querem outros, pelo fato de não malignizar necessariamente. Observados por longos períodos, alguns casos, cerca de 4 a 5%, costumam cancerizar.

Ocorre mais no sexo masculino, acima dos 40 anos de idade e 70% das lesões estão localizadas no vermelhão dos lábios, mucosas jugais e nas gengivas, sendo que 90% das lesões nos lábios, língua e assoalho da boca apresentam alterações celulares (displasias) ou mesmo são carcinomas (neoplasias). A maioria dos carcinomas bucais apresenta leucoplasias associadas no momento do diagnóstico.

Por último, mas muito mais importante, sabe-se que mais de 80% das leucoplasias são causadas pelo tabagismo. Os fumantes inveterados têm um número e tamanho maiores de leucoplasias. Alguns fumantes que abandonaram o hábito notam que as lesões desapareceram ou diminuíram de tamanho.

ESTOMATITE NICOTÍNICA

Esta inflamação é mais freqüente nos palatos duro e mole. Começa por um eritema (vermelhidão) puntiforme da região, sinal de que as pequenas glândulas salivares acessórias aí existentes estão inflamadas. O eritema começa a se espalhar pela mucosa palatina, freqüentemente associado à candidose eritematosa.

A mucosa tenta se defender produzindo mais uma proteína de superfície (queratina) e leva ao esbranquecimento dos palatos (hiperqueratose ou queratose irritativa). Primeiramente a queratose é homogênea, passando, na sua evolução, a apresentar fissuras. As glândulas salivares acessórias começam a ficar mais evidentes, tornando-se papulosas e eritematosas.

Geralmente, todos estes efeitos começam a regredir, uma vez abandonado o tabagismo.

MELANOSE DO FUMANTE

As pigmentações acastanhadas da mucosa bucal, por deposição do pigmento melanina, são muito altas entre os fumantes. Esta pigmentação é atribuída a uma tentativa da mucosa de se defender das agressões químicas do tabaco, mormente da nicotina e dos benzopirenos.

Toda superfície desta mucosa pode ser afetada, mas é mais comum nos fumantes de cigarro haver um escurecimento na gengiva da região anterior. Os fumantes de cachimbo têm maior incidência nas mucosas jugais e nos ângulos laterais da abertura bucal (comissuras bucais).

O abandono do hábito de fumar provoca o desaparecimento progressivo destas manchas.

EFEITOS NOS DENTES

Perda dental

Se você começa a fumar um maço de cigarros por dia aos 18 anos, perderá cinco dentes em média quando tiver 35 anos. Isso ocorre, mormente, por problemas periodontais.

Pigmentação dos dentes, restaurações e próteses

Costumam chamar isto de manchas de nicotina, entretanto, esta, quando isolada, é um sal branco que não provoca este efeito. Ele é devido, principalmente ao alcatrão produzido pela queima do tabaco. No início os dentes, restaurações e próteses que não levam porcelana amarelam e tornam-se acastanhados com o passar do tempo.

Não importa quanto o tabagista escove, sempre terá seus dentes manchados.

Cáries

O alcatrão depositado nos dentes é aderente e facilita que se acumule os açúcares. Estes são transformados em ácidos pelas bactérias que estão no biofilme (placa bacteriana). Os ácidos começam a roubar os minerais dos dentes, produzindo as cavidades de cárie. A partir daí, mais bactérias e restos alimentares começam a se abrigar nas cavidades, acelerando o processo até atingir a polpa ou suas proximidades, quando a dor se intensifica.

Não temos evidências claras sobre as relações causais diretas entre o tabaco e a cárie dental. Sabe-se que, nos tabagistas, a saliva acidifica e sua capacidade tampão se vê prejudicada.

EFEITOS NOS TECIDOS PERIODONTAIS

O tabagismo influi na deposição da placa dental ou placa microbiana ou, como está tendendo a ser chamada atualmente, no biofilme dental, que deve ser removido pela escovação e o fio dental. A mineralização do biofilme dental leva à deposição do tártaro, que somente pode ser removido pelo cirurgião-dentista. Biofilme dental e tártaro levam às doenças periodontais: gengivite, periodontite juvenil, periodontite, perdas ósseas e gengivite ulceronecrosante aguda.

Os fumantes têm quatro vezes mais chances de ter doenças periodontais: gengivite, periodontite juvenil, periodontite, perdas ósseas e gengivite ulceronecrosante aguda.

Fumantes e ex-fumantes têm uma prevalência e severidade maiores de doença periodontal. Há uma associação entre a quantidade de cigarros fumados e esses fatos e a perda da inserção óssea dos dentes. A maioria dos casos de periodontite, refratários ao tratamento, está entre os fumantes.

O uso do tabaco limita o fluxo sangüíneo para as gengivas, restringindo a oferta de oxigênio e nutrientes para os ossos e tecidos periodontais de suporte dos dentes.

Língua saburrosa e língua negra pilosa

A língua saburrosa se caracteriza pela presença de um depósito gelatinoso no dorso da língua, facilmente removido pela raspagem, dando-lhe uma cor branco-amarelada. Nos fumantes, produtos oriundos da queima do tabaco também aí são depositados.

A língua negra pilosa é devido ao acúmulo exagerado de queratina, por excesso de formação e falta de descamação nas papilas filiformes. As causas mais prováveis são uso de antibióticos, higiene bucal deficientes, deficiência nutricional, aumento do número de microorganismos (principalmente bactérias e fungos), uso excessivo de colutórios e acúmulo de produtos da queima do tabaco. O tratamento é feito pela raspagem da língua e pela correção da causa.

Glossite rombóide mediana

Mostra a perda das papilas linguais na região central e posterior deste órgão. Isso dá um aspecto liso e mais avermelhado à região. Eventualmente, há um ou mais crescimentos nodulares.

O tabagismo pode coadjuvar a infecção pela espécie Candida.

Halitose

Os produtos da queima do tabaco provocando maior quantidade de biofilme bacteriano, tártaro, cáries, doenças periodontais, língua saburrosa ou negra pilosa, infecções bucais, tonsilites, sinusites e rinites podem contribuir para o seu mau hálito. A expiração pulmonar de produtos do tabaco, após tê-los inspirado, também contribui para a halitose.

Disgeusia e disosmia

O tabagismo altera a gustação (disgeusia) e a olfação (disosmia) que, por sua vez, alteram os hábitos alimentares. Há uma tendência em ingerir alimentos mais salgados e mais doces, ambos nocivos se consumidos em excesso.

EFEITOS DO TABACO NO TRATAMENTO ODONTOLÓGICO

No tratamento periodontal

Dificuldades de irrigação e reparação tecidual, contínua irritação local, possibilidades aumentadas de reinfecção, deposição de derivados do alcatrão nos dentes, que torna a limpeza profissional dos dentes frustrantes, e outros fatores que não cabem aqui detalhar, dificultam enormemente todo o esforço que o cirurgião-dentista pode dedicar ao tratamento periodontal.

A possível baixa-estima, encontrada mais em tabagistas, torna mais dificultosa a adesão do paciente ao tratamento. Se ele não cooperar, aperfeiçoando sua higiene bucal, as chances de sucesso do tratamento periodontal diminuem muito.

Na cicatrização

A cicatrização de todas as feridas cirúrgicas odontológicas é retardada entre os fumantes. Mesmo em fumantes passivos, os fibroblastos, células que desempenham um importante papel na cicatrização, têm uma desordenação em uma de suas estruturas, os citoesqueletos, tornando essas células mais adesivas e menos móveis.

Nos implantes dentais

Nos tabagistas, devido às dificuldades de cicatrização, irritação local, deposição de produtos estranhos nos implantes e de vascularização gengival e óssea, as possibilidades de osteointegração dos implantes dentais podem ser prejudicadas.

O tabagismo é a causa importante de fracassos de implantes dentais, tanto no curto prazo quanto em longo prazo. O abandono do hábito pode ser benéfico para o sucesso em trabalhos implantodônticos.

Alguns autores contra-indicam os implantes para os tabagistas.

Nas alveolites

Uma das causas das alveolites, isto é, infecção na cavidade óssea deixada por uma extração dentária, é o retardamento da cicatrização e a menor vascularização das gengivas, mais comuns nos fumantes, que leva à menor oferta de oxigênio e nutrientes para os tecidos moles responsáveis pelo fechamento primário do alvéolo.

Fumar após uma extração dental não é recomendável.

Na resistência imunitária

O sistema imunitário é dependente de vários fatores, sendo um deles a irrigação sangüínea dos tecidos. Ora, a nicotina provoca vasoconstrição e este é um dos prejuízos imunitários do tabagismo.

Elencando muito rapidamente, a resistência imunitária dos fumantes se dá pelos seguintes fatores:

- Diminuição do número de glóbulos brancos (leucócitos) circulantes.
- Alteração das relações numéricas entre os vários tipos destas células (clones celulares), particularmente entre os leucócitos T auxiliares e supressores.
- Alteração da imunidade mediada por células com reflexos na imunidade humoral (produção de anticorpos).
- Diminuição da atividade de neutrófilos e macrófagos.
- Alterações dos níveis de imunoglobulina.

Com estes mecanismos alterados o tabagista fica mais suscetível às infecções, sendo estas as maiores causas de doenças bucais e a boca uma importante porta de entrada para os microorganismos.

BIBLIOGRAFIA

American Academy of Periodontology. Position paper: tobacco use and the periodontal patient. Research, Science and Therapy Committee of the American Academy of Periodontology. *J Periodontol,* 1999;70:1419-27.

Barker GJ, Williams KB. Tobacco use cessation activities in U.S.dental and dental hygiene student clinics. *J Dent Educ,* 1999;63:828-33.

BRASIL – Ministério da Saúde, Instituto Nacional do Câncer-INCA. Vigescola Vigilância de Tabagismo em Escolares. Dados e Fatos de Doze Capitais Brasileiras. Vol. 1, 2004.

Carvalho JT. O tabagismo visto sob vários aspectos. Medsi, Rio de Janeiro, 2000.

CEBRID (Centro Brasileiro de Informações sobre Drogas Psicotrópicas), UFSP (Universidade Federal de São Paulo), EPM (Escola Paulista de Medicina e Departamento de Psicobiologia), 1997. IV Levantamento sobre o uso de drogas entre estudantes de 1º e 2º graus em 10 capitais brasileiras. FJC, Noto, AR, 1997. São Paulo: UFSP/CEBRID/EPM, p.130.

Cinciprini PM, Hecht S, Henningfield JE, Manley MW, Kramer BS. Tobacco Addiction: Implications for Treatment and Cancer Prevention. *J Nat Cancer Instit,* 1997;89:24, December 17.

Gelskey SC. Cigarette smoking and periodontitis: methodology to assess the strength of evidence in support of a causal association. *Community Dent Oral Epidemiol,* 1999;27(1):16-24.

Enwonwu CO, Meeks VI. Bionutrition and oral cancer in humans. *Crit Rev Oral Biol Med,* 1995;6(11):5-17.

Hashim R, Thomson WM, Pack AR. Smoking in adolescence as a predictor of early loss of periodontal attachment. *Community Dent Oral Epidemiol,* 2001;29: 130-5.

Hovell MF, Jones JA, Adams MA. The feasibility and efficacy of tobacco use prevention in orthodontics. *J Dent Educ,* 2001;65:348-53.

Neville BW, Damm DD, Allen CM, BOUQUOT JE. Patologia Oral & Maxilofacial, 2ª Ed., Rio de Janeiro, Guanabara Koogan, 2004.

Samek L. Tobacco Cessation: Isn't It Time for Dentistry To Become More Involved? *J Can Dent Assoc,* 2001;67:139-40.

Winickoff JP, Bucley VJ, PALFREY JS, PERRIN JM, RIGOTTI NA. Intervention with parental smokers in an outpatient clinics using counseling and nicotine replacement. *Pediatrics,* 2003;112(5):1127-33.

Tomar SL, Husten CG, Manley MW. Do dentists and physicians advise tobacco users to quit? *J Amer Dent Assoc,* 1996;127:259-65.

Tomar SL, Asma S. Smoking-attributable periodontitis in the United States: findings from NHANES III – National Health and Nutrition Examination Survey. *J Periodontol,* 2000;71:743-51.

Winickoff JP, Buckley VJ, Palfrey JS, Perrin JM, Rigotti NA. Intervention with parental smokers in an out patiente clinic using cousenling an nicotine replacement. *Pediatrics,* 2003;112(5):1127-33.

Caso 8

Um alto dependente da nicotina

Nosso paciente era alto dependente da nicotina, fumante em certas épocas de até 60 cigarros por dia. Aos 28 anos de idade sentiu um formigamento no quinto dedo do pé esquerdo que necrosou e caiu. Mesmo assim não parou de fumar. Após cinco anos, houve necessidade de se amputar mais três dedos do pé esquerdo. Mesmo assim não parou de fumar. Mais cinco anos sentiu um formigamento no pé direito e logo depois houve necessidade de se amputar o terço anterior do pé direito. Mesmo assim não parou de fumar. Mais alguns anos se passaram e iniciou-se um formigamento no braço esquerdo, que foi a gota d'água para que este fumante conseguisse passar para o grupo de ex-tabagistas.

Esta doença é a tromboflebite obliterante aguda. Trata-se de uma diminuição do calibre da artéria que leva sangue para os tecidos, diminuindo sua oxigenação, havendo necrose ou apodrecimento desse local. A esposa deste paciente comenta que havia, concomitante a este problema, dificuldades em se ter relação sexual, pois o fluxo de sangue pela artéria peniana também diminuiu, dificultando a ereção.

A razão de contarmos esta história verídica é mostrar aos altos dependentes de nicotina que dá para parar de fumar. Pode ser difícil, mas não impossível.

Capítulo **12**

INFLUÊNCIA DO TABAGISMO NA FERTILIDADE, GESTAÇÃO E LACTAÇÃO

Mirian Duarte

Comprovadamente, na literatura, encontramos maior taxa de fumantes entre as mulheres mais jovens, de menor escolaridade e menor renda familiar.

Quando o parceiro é tabagista o risco é duas vezes maior.

A gravidez é o momento ideal para incentivar o abandono do tabagismo. Geralmente, o número de cigarros fumados pela mulher diminui ao longo da gestação. O abandono do tabagismo na gestação é mais comum entre mulheres com maior escolaridade e renda.

Freqüentemente, gestantes com emese ou hiperemese se afastam do cigarro.

Apenas 1/3 das mulheres que param de fumar na gestação continuam abstinentes após um ano.

TABAGISMO E FERTILIDADE

O tabagismo na mulher reduz globalmente a fertilidade, com evidente atraso da primeira gestação (28% menor). Estudo na Finlândia observou que quanto mais elas demoravam a engravidar, mais significativo era o efeito do tabagismo, mesmo na forma leve, e pareceu depender, na maioria dos casos, da dose envolvida, sendo reversível com o abandono do cigarro.

Mais recentemente encontraram associação entre diminuição da fertilidade entre pessoas expostas ao tabagismo intra-útero, tanto em homens como em mulheres.

O tabagismo masculino está associado a uma discreta redução na qualidade do sêmen, incluindo concentração de espermatozóides, motilidade, morfologia e efeito potencial na função espermática, além das alterações nos níveis hormonais.

Apesar dos estudos não terem demonstrado uma redução na fertilidade masculina associada ao tabagismo, recomenda-se aos indivíduos que apresentem sêmen de qualidade limítrofe e história de infertilidade, que deixem de fumar.

O atraso na concepção reflete uma gama de possíveis efeitos adversos na reprodução, como interferência na gametogênese ou na fertilização, dificuldade de implantação do ovo ou perda subclínica após implantação.

Experimentos com ratas expostas ao benzopireno revelaram que o prejuízo da fertilidade poderia estar relacionado à destruição de oócitos primários.

TABAGISMO E GESTAÇÃO

O feto não é um fumante passivo qualquer, ele é um ser altamente vulnerável, exposto involuntariamente às substâncias nocivas do cigarro, numa fase de risco para o comprometimento do seu desenvolvimento.

O efeito do tabagismo para a elevação dos riscos obstétricos é dose dependente e se agrava com o decorrer da gestação. Gestantes que conseguem parar de fumar antes da 20ª semana, praticamente revertem os riscos ao nível de gestantes não fumantes. Estudos mostram que fumar no último trimestre é particularmente prejudicial.

Estatisticamente, ocorrem nas tabagistas maior número de abortamentos, PP (placenta prévia), DPP (deslocamento prematuro de placenta), prematuridade, RPM (rotura prematura de membranas ovulares), CIUR (crescimento intra-uterino restrito) e mortalidade neonatal.

Acima de cinco cigarros/dia já é suficiente para diminuir ganho de peso do concepto.

Acima de 10 cigarros/dia já existe aumento de prematuridade e mortalidade neonatal.

Os prematuros de mães tabagistas são mais frágeis que os que nasceram prematuramente por outras causas.

Acredita-se que a eliminação do tabagismo materno diminuiria de 10 a 12% as mortes perinatais.

Dentre os vários componentes do tabaco que interferem na evolução da gravidez destacam-se a nicotina e o monóxido de carbono. São dois caminhos independentes, porém aditivos. O primeiro seria devido ao efeito agudo de liberação de catecolaminas, induzido pela nicotina, resultando em hipóxia fetal episódica por redução da perfusão fetoplacentária. O segundo caminho seria através de um aumento prolongado da carboxiemoglobina fetal, resultando em uma hipoxemia fetal sustentada.
Vejamos os mecanismos mais detalhadamente:

A nicotina tem meia-vida de 80 minutos no soro e leva ao aumento das catecolaminas (CA) no sangue circulante materno e conseqüente diminuição da perfusão placentária.

A nicotina atravessa rapidamente a barreira placentária e hematoencefálica, levando ao aumento da produção de catecolaminas e taquicardia fetal e conseqüente vasoconstrição e diminuição da perfusão uterina.

Quingley et al. (1979) relatam ser improvável que esse aumento da FC (freqüência cardíaca) ocorra pela passagem de CA maternas para o feto. A hipótese da nicotina atravessar rapidamente a barreira placentária e agir no sistema neuroendócrino do feto, liberando CA no sangue circulante fetal é a mais aceita.

Rama Sastri et al. (1999) verificaram que a cotinina, metabólito da nicotina, facilita a ação vasoconstritora da prostaglandina E_2 e o acúmulo de cotinina na circulação fetal poderia contribuir para indução de parto prematuro e abortamento espontâneo em fumantes.

Stoel et al. (1982) verificaram que há inibição de prostaciclinas (ação vasodilatadora) na parede dos vasos umbilicais.

Quanto ao CO (gás carbônico) é importante saber que atravessa a placenta rapidamente por difusão simples ou facilitada, chegando a apresentar nível de concentração no sangue fetal 10 a 15% maior do que no sangue materno.

A hemoglobina possui afinidade 220 vezes maior pelo CO do que pelo O_2.

A carboxiemoglobina aumenta a afinidade O_2 para a hemoglobina remanescente. Isto desvia a curva de saturação de oxiemoglobina para a esquerda, o que significa que a tensão de O_2 do sangue deve cair abaixo dos valores normais antes que uma quantidade de O_2 seja liberada pela HB (hemoglobina).

Esse efeito pode ser particularmente danoso ao feto que possui uma pressão parcial de O_2 normalmente baixa, aproximadamente 20 a 30mmHg, em comparação com os 100mmHg geralmente encontrados no adulto.

Além de desviar a curva da oxiemoglobina para a esquerda o CO diminui a capacidade de transporte do O_2.

Outros trabalhos mostram que há aumento de lactatos na circulação com subseqüente acidose láctica, levando a hiperglobulia. Níveis de Hb/HT dosados no cordão umbilical são expressivamente mais elevados em conceptos de mães fumantes ativas do que nas mães não fumantes ou fumantes passivas.

ORIENTAÇÕES PARA A GESTANTE DEIXAR DE FUMAR

- Estimulação: 10 minutos de exercício moderado diminui sintomas de abstinência.
- Atividades manuais.
- Gratificação oral.
- Relaxamento.
- Atividades de lazer.
- Evitar situações do hábito de fumar.

MODELO DE ORIENTAÇÃO À GESTANTE TABAGISTA

O cigarro leva à intoxicação do sangue do bebê por uma substância chamada monóxido de carbono que toma lugar do oxigênio. Os malefícios causados dependem da quantidade de cigarros, mas é uma das principais causas de problemas pré-natais podendo causar abortamento, posição baixa da placenta, descolamento da placenta, romper a bolsa antes do tempo ideal (infecção), parto prematuro, risco de afetar o crescimento do bebê e maior risco de complicações no parto.

Algumas pesquisas revelam que quando a gestante para de fumar ainda na gravidez inicial, antes do quarto mês, consegue reduzir os riscos de lesão fetal ao nível das mães não fumantes, quanto mais cedo largar o vício melhor.

A seguir relacionamos algumas dicas para ajudá-la a abandonar o hábito de fumar. Procure antes descobrir: porque você fuma? Você fuma por prazer, para estimulação ou por relaxamento? Para reduzir a tensão e a frustração, para ter alguma coisa na mão e na boca, ou fuma por hábito, sem pensar?

Agora pense que você tem uma grande motivação para parar de fumar: estar grávida (se você não pretende prejudicar o seu bebê).

- Planeje o dia que vai parar de fumar num futuro não muito distante e escolha um dia cheio de atividades, coisas que a impeçam de fumar.
- Se você fuma para manter as mãos ocupadas deve tentar atividades manuais como tricotar, costurar, fazer bonecos, aprender a pintar ou tocar um instrumento, jardinagem, cozinhar, fazer palavras cruzadas, desafiar alguém para algum jogo.
- Se você fuma por gratificação oral tente chicletes ou balas sem açúcar, ou comer legumes crus, ou uma fatia de pão integral, mastigue 20 vezes antes de engolir os alimentos. Evite chocolates e balas com açúcar.
- Se você fuma para estimular-se, tente uma caminhada, ler um livro interessante, bater um bom papo.
- Se você fuma para reduzir as tensões e relaxar, tente os exercícios, técnicas de relaxamento, ioga, massagem, namorar ou fazer amor.
- Se você fuma por prazer, deve buscá-lo em outras fontes, de preferência em situações onde o cigarro é proibido: ir ao cinema, visitar lojas de artigos infantis, ir a exposições, apresentações musicais, jantar com amigos que odeiem cigarro.
- Se você fuma por hábito deve evitar as situações em que você fuma habitualmente fazendo pequenas caminhadas após as refeições, por exemplo. Evite os amigos fumantes e oriente seu marido a não fumar no mesmo ambiente que você (se for o caso).

Ao ter vontade premente de fumar, respire profundamente diversas vezes, com uma pausa entre as inspirações. Depois, prenda a respiração enquanto acende um fósforo. Expire lentamente apagando o fósforo. Finja que era um cigarro e esmague-o no cinzeiro.

Se você não resistir e fumar um cigarro, não se desespere. Comece a controlar-se novamente. As recaídas deverão ser cada vez mais espaçadas. Olhe para o cigarro como um problema solucionável. Não deixam você fumar no cinema, na condução, nos centros comerciais, nos restaurantes. Agora você só tem a lembrar que está grávida e não deve fumar em momento algum.

TABAGISMO E LACTAÇÃO

Como na gestação, o tabagismo da mulher durante a lactação vem se reduzindo mais acentuadamente à medida que aumentam o grau de escolaridade e nível de renda.

Tabagistas em geral amamentam por menos tempo, tanto em aleitamento exclusivo como em tempo total de lactação. Proporcionalmente ao número cigarros/dia tem sido descritos hipogalactia e redução do teor de gordura do leite (até 19% a menos) que alguns autores discutem se não seria por redução da atividade da lipase lipoprotéica.

Filhos de fumantes ganham peso numa velocidade menor que os filhos de não fumantes.

Mas as bases fisiopatológicas para explicar a menor produção de leite de tabagistas necessitam ser mais bem estudadas.

Estudos em animais mostraram que a exposição ao tabagismo diminui a concentração de PRL (prolactina) e inibe a produção do leite. Injeção de nicotina em ratas demonstra uma resposta de liberação de PRL muito menor ou ausente. Evidências indicam que o efeito de nicotina na secreção de PRL se deva a ativação de receptores nicotínicos de neurônios dopaminérgicos tubero-infundibulares, liberando dopamina como inibidor da PRL.

Outro estudo com nicotina por 10 dias em ratos machos mostrou que a liberação de PRL só voltou a ser restaurada após 14 dias da última injeção.

Diferente dos estudos com animais, os incrementos de PRL sérica durante a mamada não foram significativamente diferentes entre tabagistas e não fumantes e nem foi obtida uma correlação entre os níveis de PRL e produção láctea.

Na mulher, a justificativa de um único mecanismo de natureza hormonal interferindo na produção de leite é complicada por confundidores comportamentais e demográficos.

Por exemplo, filhos de mães fumantes demoram mais para sugar após o nascimento e exercem uma menor pressão de sucção, também apresenta mais episódios de cólicas.

Outro fator confundidor é o efeito somatório do tabagismo passivo da criança que está numa fase de contato permanente com a mãe no ambiente domiciliar.

A nicotina, por ser um alcalóide básico (pH =7,8) alcança concentrações maiores no leite do que no soro (leite/soro = 2,9), em função do pH mais ácido do leite.

O pico de concentração é por volta de 10 minutos pós-fumar.

A meia-vida no leite é de 95 minutos.

Assim a real conconcentração de nicotina no leite não depende apenas do número de cigarros consumidos por dia, mas do tempo decorrido entre o último cigarro fumado e o início da mamada. Deve-se recomendar às mães fumantes que esperem cerca de 2 horas após o último cigarro para o início do aleitamento.

Deve-se encorajar a amamentação mesmo naquelas que não conseguiram deixar o tabagismo, pois se sabe que as crianças filhas de fumantes alimentadas artificialmente estão similarmente expostas aos poluentes do cigarro e, além disso, ao risco adicional de doenças respiratórias, gastrintestinais, alérgicas e à síndrome de morte súbita no berço.

BIBLIOGRAFIA

Álcool e Drogas sem Distorção (www.einstein.br/alcooledrogas).

Arlene Eisenberg et al. O que esperar quando você está esperando.

Influência do tabagismo na fertilidade, gestação e lactação. Jornal de Pediatria – 0021-7557/01/77-04/257.

Terapêutica do Tabagismo. JBM – Agosto, 1999 – vol.77/n.2

Caso 9

E a secretária continua trabalhando com ele

Um executivo estava querendo parar de fumar porque seu filho tinha asma. Durante o trajeto de casa até a escola, não fumava. Seu primeiro cigarro era quando ligava o computador no escritório e enquanto esperava tudo se aprontar fumava uns dois cigarros. Foi ironicamente orientado a comprar um computador mais rápido. Deixava o cigarro com a secretária para dificultar seu acesso a ele. Certo dia pediu a ela um cigarro. Ela disse que não estava na hora do próximo cigarro, pensando em colaborar com a terapia. Me dá um cigarro. Não dou. Me dá. Não dou.

Indignado com a situação e sobre os efeitos da síndrome da abstinência, atirou o cinzeiro na secretária, levantou e foi buscar um cigarro.

Este senhor conseguiu parar de fumar. Mas o mais incrível é que sua secretária ainda continua trabalhando com ele.

Capítulo **13**

A VISÃO DO NUTRICIONISTA

Soraia Covelo Goulart
Evelyn Kaoru Nakamoto
Marina Cassab Carreira

Após parar de fumar, as primeiras sensações que se sentem são a melhoria do paladar e do olfato. Diante disso, muitos têm receio de parar de fumar e engordar. Mas, por meio de uma alimentação balanceada, é possível manter o peso adequado e a saúde.

A formação de hábitos alimentares adequados deve-se iniciar na infância, especialmente quando fatores desencadeantes de erros alimentares podem estar presentes.

Sabemos que o fumo é prejudicial à saúde, interfere em todas as fases da vida e afeta as necessidades de substâncias importantes (nutrientes) para manter um bom funcionamento do nosso organismo, mesmo para o fumante passivo.

AÇÕES DA NICOTINA

Descrevemos abaixo as principais ações da nicotina na gestação, na amamentação, no aparelho digestório e suas influências nos hábitos alimentares.

Gestação

- Má nutrição da mãe: gestantes que fumam necessitam de uma ingestão três vezes maior de ácido fólico e duas vezes maior de vitamina C.
- Má nutrição do feto: há redução do fluxo sangüíneo na placenta e prejuízo no transporte de nutrientes.
- Assim como o monóxido de carbono, a nicotina atravessa a placenta e há redução, em torno de 10%, no transporte de oxigênio para o feto.
- Aumento do risco do nascimento prematuro.
- Aumento do risco de recém-nascidos com baixo peso.
- Indução ao aborto espontâneo.

Amamentação

- Desmame precoce.
- Redução da produção de leite materno.
- Menor ganho de peso em crianças com amamentação exclusiva.
- A concentração da nicotina no leite materno é 2,9 vezes maior que no sangue e provoca taquicardia no bebê. Recomenda-se às mães fumantes amamentar 2 horas após fumar o último cigarro, pois a nicotina permanece no leite por 1 hora e 30 minutos.

Aparelho digestório

- Aumento da produção de suco gástrico no estômago, que pode causar gastrite, azia, úlcera ou até mesmo câncer gástrico.
- Impede a cicatrização espontânea de úlceras.
- Comprometimento das funções do fígado e do pâncreas.

Hábitos alimentares

- Aumento da sensação de saciedade.
- Redução do paladar e do olfato.
- Ocorrência de hábitos alimentares inadequados, geralmente associados ao tabagismo, como alto consumo de café e bebidas alcoólicas.

Efeitos estéticos

- Pele acinzentada.
- Envelhecimento precoce da pele.
- Rugas finas ao redor da boca.
- Retração e escurecimento das gengivas com possível exposição da raiz dos dentes.
- Dentes escuros.
- Dedos amarelados.
- Enfraquecimento dos cabelos.

OUTRAS INTERCORRÊNCIAS DO FUMO SOBRE A SAÚDE

- O fumo acelera o ritmo de **perda óssea**, o que aumenta a probabilidade de desenvolvimento da osteoporose, principalmente em mulheres após a menopausa. É necessária uma alimentação rica em cálcio.
- A necessidade diária de **vitamina C** de indivíduos fumantes é 20% maior que de indivíduos não-fumantes. Segundo o doutor em ciência dos alimentos da Universidade de São Paulo, Franco Lajolo, é importante incrementar o consumo de frutas cítricas, como laranja e acerola, folhas verdes em geral e hortaliças vermelhas, como tomate e pimentão.
- Fumar **antecipa a menopausa**, diminui a ação dos hormônios femininos favorecendo o desenvolvimento de doenças cardiovasculares.
- O tabagismo causa o **aumento do colesterol total**, LDL-colesterol ("colesterol-ruim") e dos triglicerídios e queda do HDL-colesterol ("colesterol-bom"). Acelera e agrava a aterosclerose da parede das artérias coronarianas. Em relação ao HDL-colesterol, a própria exposição passiva à fumaça diminui seus índices até em crianças de pais fumantes.
- Há **envelhecimento** precoce de todas as células do organismo pela diminuição do aporte de oxigênio no sangue e conseqüente aumento de radicais livres, bem como diminuição do tempo de vida.

Mas o que pode levar o ex-fumante a engordar?

A maior preocupação do fumante está relacionada ao ganho de peso que pode ocorrer com a cessação do tabagismo; esse argumento faz com que freqüentemente desistam da tentativa de se tornar um ex-fumante. Podem ocorrer algumas das situações a seguir:

- Melhora do **paladar e do olfato**.
- **Gratificação oral** – ex-fumantes sentem falta da sensação de ter algo na boca e/ou nas mãos. Comer ou "beliscar" é semelhante à ação repetitiva de fumar.
- Uso do alimento do mesmo modo que utilizava o cigarro em **situações** como estresse, tédio, tensão, ou "passar o tempo".
- **Retenção de água** – pesquisas sugerem que o peso ganho no primeiro mês após a cessação do fumo deve-se ao aumento na retenção de água e não de gordura.

É possível parar de fumar e controlar o peso?

Sim, seguindo uma alimentação balanceada.

O primeiro passo de uma boa alimentação é **manter um peso saudável**. Observe se está engordando ou emagrecendo e procure um nutricionista ou médico para saber por que isto está ocorrendo e como controlar. Caso não possa se pesar, observe se suas roupas estão mais largas ou justas.

Para que a alimentação seja saudável, é preciso que contenha todas as substâncias importantes para o bom funcionamento do organismo, nas quantidades adequadas para cada pessoa. Essas substâncias, chamadas **nutrientes**, são encontradas nos alimentos, como os macronutrientes proteínas, carboidratos, gorduras (ou lipídios) e os micronutrientes vitaminas e minerais. Além destes, a água e as fibras também têm um papel muito importante. Veja no Quadro 13.1 a função dos nutrientes e suas fontes.

Os macronutrientes fornecem energia (calorias) para o organismo, que será utilizada para sua sobrevivência (respiração, batimento cardíaco, funcionamento do cérebro, controle de temperatura, digestão, além de energia para caminhar, trabalhar, atividade física, entre outras). A energia ingerida acima da necessidade será armazenada na forma de tecido gorduroso.

Quadro 13.1 – Nutrientes: funções e alimentos-fontes.

Nutriente	Função	Alimentos-fontes
Proteínas	Formar tecidos, músculos, células de defesa do corpo, hormônios	• Leite e derivados (queijos, iogurtes) • Carnes e derivados (embutidos) • Ovos, miúdos • Leguminosas (feijão, lentilha, ervilha, grão-de-bico e soja)
Carboidratos	Fornecer energia	• Arroz, pão, massas, batata, cará, mandioca, inhame etc. • Açúcar, mel
Gorduras	Fornecer energia e transportar as vitaminas A, D, E e K	• Gorduras saturadas: leite integral e derivados, carnes gordas, mortadela, salame, gema de ovo, chocolate, coco • Gordura trans ou gordura hidrogenada, encontrada nos produtos industrializados como bolachas recheadas, sorvetes cremosos, tortas etc. • Gorduras poliinsaturadas: óleo de milho, girassol, soja • Gorduras monoinsaturadas: Azeite de oliva, óleo de canola, abacate, nozes e castanhas em geral
Vitaminas e minerais	Participar de reações químicas, necessárias para o bom funcionamento do organismo	• Frutas, verduras e legumes • Carnes (principalmente ferro e vitaminas do complexo B) • Leite (principalmente cálcio e fósforo)
Fibras	Ajudar no bom funcionamento intestinal, colaborar no controle da glicemia e do colesterol	• Frutas, verduras e legumes • Leguminosas • Aveia, farelo de aveia e de trigo • Produtos integrais

O Guia da Pirâmide Alimentar apresenta os diferentes grupos de alimentos (ricos em determinados nutrientes), indicando que na base da pirâmide estão os alimentos que devem ser ingeridos em maior quantidade e em menor quantidade os alimentos que estão no topo. Reforça a variedade entre os alimentos do mesmo grupo e nas porções indicadas para a manutenção de uma alimentação saudável.

Pirâmide alimentar adaptada ao hábito brasileiro

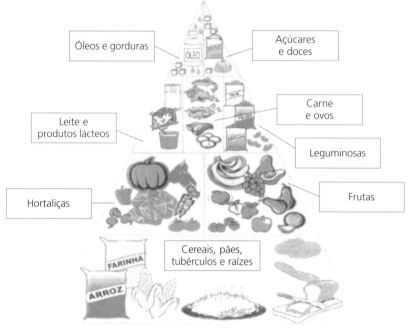

Fonte: PHILIPPI, S.T. et al., 1999.

RECOMENDAÇÕES GERAIS

A necessidade nutricional de cada indivíduo varia conforme sexo, altura, peso, idade, atividade física, estado fisiológico (por exemplo, crescimento, gestação) ou presença de doenças. Lembre-se que as quantidades dos alimentos a serem consumidas diariamente devem ser calculadas e orientadas por um profissional habilitado.

Algumas recomendações são importantes para todos os indivíduos:
- Varie as preparações e os alimentos consumidos. Use sua criatividade, experimente novos sabores e receitas.
- A apresentação da refeição deve ser atrativa e agradável no sabor e aroma. Procure escolher alimentos de cores diferentes, deixando o prato mais colorido, com texturas variadas (purês, alimentos picados, crus, cozidos etc.).

- Utilize temperos naturais e ervas, como salsinha, cheiro-verde, orégano, coentro, evitando o excesso de sal.
- Procure fazer suas refeições em local agradável e tranqüilo.
- Coma devagar e mastigue bem os alimentos. Saboreie cada garfada.
- Faça várias refeições ao dia, evitando consumir grande quantidade de alimentos de uma vez só. E não deixe de realizar nenhuma refeição.
- Inicie a refeição com uma salada, procurando variar sempre os ingredientes.
- Dê preferências a:
  - alimentos cozidos, assados, refogados, grelhados, no vapor, evitando o excesso de óleo e fritura;
  - carnes magras, aves sem pele, queijos brancos, evitando o excesso de gorduras;
  - frutas como sobremesa. Deixe os doces para ocasiões especiais.
- Evite o excesso açúcar. Aprecie o sabor natural de sucos e chás, sem adoçá-los.
- Utilize produtos da época, pois têm melhor qualidade e são mais baratos.
- Consuma alimentos ricos em fibras, como produtos integrais, leguminosas, frutas, vegetais.
- Beba bastante líquido nos intervalos das refeições, principalmente água.
- Evite excesso de refrigerantes, sucos artificiais e bebidas alcoólicas.
- Evite o sedentarismo. Pratique alguma atividade física, pois ajuda no controle do peso.

A Associação Americana de Pulmão oferece dez dicas de ajuda para controlar o peso após parar de fumar:

1. Faça o "não fumar" a sua prioridade número 1.
2. Monitorize o seu peso: pese-se pelo menos uma vez por semana.
3. Saiba o que você está comendo.
4. Faça refeições bem balanceadas regularmente.
5. Não coma mais do que você gasta em calorias.
6. Limite os "beliscos".

7. Evite os doces.

8. Quando comer fora de casa, coma com prudência.

9. Coma devagar e apoie o garfo entre cada garfada.

10. Faça exercícios regularmente.

Lembre-se que todos devem ter uma alimentação saudável e praticar alguma atividade física e não somente o ex-fumante. Se ganhar peso após parar de fumar, é possível emagrecer tranqüilamente, seguindo as orientações desse capítulo ou consultar um nutricionista para auxiliá-lo nessa etapa do processo de cessação do tabagismo.

Ao parar de fumar, há melhora da sua saúde e qualidade de vida e, consequentemente, de seus familiares também. Vale a pena conferir!

BIBLIOGRAFIA

Fonseca AM et al. Tabagismo e climatério. In: *Rev. Assoc. Méd. Bras.* 2001; 47(3).

Issa JS et al. Intervenção sobre tabagismo realizada por cardiologista em rotina ambulatorial. In: *Arq Bras Cardiol*, 1998; 70(4) 271-4.

Mahan LK, Escott-Stump S. Krause: Alimentos, Nutrição e Dietoterapia. 11ª edição. Ed. Roca, 2005.

Melo PRB et al. Influência do tabagismo na fertilidade, gestação e lactação. In: *Jornal de Pediatria* 2001; 77(4): 257-64.

Philippi ST et al. "Pirâmide alimentar para nossa realidade". In: *Congresso Brasileiro de Ciências e Tecnologia de Alimentos*, 15. Poços de Caldas, 1996. *Resumos*. Minas Gerais, Tec. Art 1996. 109p.

Suehara LY et al. Avaliação do envelhecimento facial relacionado ao tabagismo. In: *Anais Brasileiros de Dermatologia*, 2006, 81(1).

Universidade Estadual Paulista "Júlio de Mesquita Filho" (UNESP). Site: Viver bem. Faculdade de Medicina Campus Botucatu. Home page on the World Web Site http://www.viverbem.fmb.unesp.br/tabaco3.asp, acessado em 05 jan 07.

Capítulo 14

A VISÃO DO PROFISSIONAL DE EDUCAÇÃO FÍSICA

Eliane Janny Barbanti

Dados recentes, publicados no Jornal de Brasília, confirmam que cerca de 200 mil brasileiros morrem anualmente em conseqüência dos malefícios do cigarro. De acordo com vários estudos, o tabagismo é responsável pela morte de 23 pessoas por hora e pela incidência de quase 50 doenças diferentes. As cardiovasculares e o câncer são as principais causas de morte por doença no Brasil, sendo que o câncer de pulmão é a primeira causa de morte por câncer.

Apenas 6,7% dos casos de câncer de pulmão não está relacionado ao cigarro, pois 90% ocorre em fumantes, e 3,3% em fumantes passivos (pessoas que apenas convivem com a fumaça do cigarro).

Na maioria das vezes, o cigarro leva à morte por doença coronariana (obstrução das artérias do coração), bronquite e enfisema, câncer no pulmão, outros tipos de câncer (de boca, laringe, faringe, esôfago, pâncreas, rim, bexiga e colo de útero), e doenças vasculares (entre elas, derrame cerebral e obstrução na circulação das pernas). Mesmo não levando à morte, este hábito no homem pode causar impotência sexual, complicações maternas e fetais na gravidez, úlcera do aparelho digestivo, infecções respiratórias e trombose vascular, podendo culminar com amputação de extremidades e membros inferiores.

É evidente a necessidade de conscientização sobre o uso das substâncias psicoativas que causam dependências. O aumento considerável do seu consumo entre adolescentes e até crianças, deve ser alvo de preocupação da sociedade brasileira.

Com esta perspectiva alarmante, faz-se necessário que todos os grupos sociais organizados se mobilizem contra as drogas e em especial o fumo. O vício do cigarro é uma porta aberta para o início das obsessões mais variadas e, embora pareça uma adição simples, pode servir de trampolim para outras de maior gravidade.

Para que as gerações futuras possam desfrutar de um mundo mais saudável é necessário o envolvimento de todos neste contexto, em especial os educadores, que são formadores de opinião e são vistos como modelos pelos alunos, a fim de afastá-los de todos os tipos de drogas. Acredita-se que os frutos desse trabalho serão colhidos no futuro, onde haverá uma sociedade consciente e distante dos males que as drogas causam.

É importante informar, principalmente aos pais, que o cigarro não afeta apenas as pessoas que optam por este hábito sabidamente prejudicial; os não-fumantes expostos à sua fumaça absorvem nicotina, monóxido de carbono e outras substâncias contidas no cigarro, charuto ou cachimbo, da mesma forma que os fumantes. A quantidade de tóxicos absorvidos passivamente depende da extensão e da intensidade da exposição, além da qualidade da ventilação do ambiente. Os fumantes passivos sofrem os efeitos imediatos da poluição tabágica ambiental, tais como irritação nos olhos, manifestações nasais, tosse, dor de cabeça, exacerbação de problemas alérgicos e cardíacos principalmente elevação da pressão arterial e angina (dor no peito). Outros efeitos, a médio e longo prazo, são a redução da capacidade funcional respiratória, aumento do risco de arteriosclerose e aumento do número de infecções respiratórias em crianças.

A permanência em um ambiente poluído permite absorção de quantidades de substâncias nocivas em concentrações semelhantes às de quem fuma. Tal comprovação é feita através da medição do principal produto da decomposição da nicotina, que pode ser encontrada no sangue e na urina de não-fumantes que moram ou trabalham com fumantes.

Urge ampliar o trabalho de educação e promoção da saúde contra o tabagismo e males da tóxico-dependência, para tanto, a melhor maneira, além de informar é prevenir.

110

COMO PREVENIR O TABAGISMO?

Na família, pelo exemplo. Na religião, pelo respeito devido ao corpo e à vida e na sociedade, pela educação.

Começando em casa, os efeitos da fumaça sobre a saúde da criança

O Ministério da Saúde, as instituições e alguns autores que pesquisam sobre o assunto alertam: se a mãe fuma depois que o bebê nasce, este sofre imediatamente os efeitos do cigarro.

Durante o aleitamento, a criança recebe nicotina através do leite materno, podendo ocorrer intoxicação em função da nicotina (agitação, vômitos, diarréia e taquicardia), principalmente em mães fumantes de 20 ou mais cigarros por dia.

Em recém-nascidos, filhos de mães fumantes de 40 a 60 cigarros por dia, observaram-se acidentes mais graves como palidez, cianose, taquicardia e crises de parada respiratória, logo após a mamada.

Estudos mostram que crianças com sete anos de idade nascidas de mães que fumaram dez ou mais cigarros por dia durante a gestação, apresentam atraso no aprendizado quando comparadas a outras crianças: observou-se atraso de três meses para a habilidade geral, de quatro meses para a leitura e cinco meses para a matemática. Doll (1994), Banco do Brasil (1999), Ministério da Saúde (1998, 2000, 2002).

Em crianças de zero a 1 ano de idade que convivem com fumantes, há uma maior prevalência de problemas respiratórios (bronquite, pneumonia, bronquiolite) em relação àquelas cujos familiares não fumam. Além disso, quanto maior o número de fumantes no domicílio, maior o percentual de infecções respiratórias, chegando a 50% nas crianças que vivem com mais de dois fumantes em casa.

É, portanto, fundamental que os adultos não fumem em locais onde haja crianças, para que não sejam transformadas em fumantes passivos, mas só isto não basta.

É preciso fazer do ensino uma oportunidade para uma melhor valorização da compreensão e conscientização dos pais e alunos sobre os problemas do uso do tabaco. Informar que a ação de tais substâncias químicas no organismo podem causar sérios problemas à saúde, além de torná-los dependentes.

O professor de educação física, dada sua formação e perfil social, é indiscutivelmente o especialista da atividade física ou exercício físico; da mesma forma que o advogado é especialista em leis, o engenheiro civil em construções, o médico na saúde, etc.

A necessidade de aplicar uma educação física de qualidade na prestação de serviços é a principal referência quando o assunto é saúde. O próprio código de ética do profissional da educação física já preconiza este conceito: "Considerada como um importante fator na vida dos indivíduos, a educação física apresenta aspectos que conferem características para sua profissionalização, entre eles a existência de um conhecimento técnico e científico especializado, além da competência especial para a devida aplicabilidade, possibilitando que seus valores e benefícios sejam efetivos à saúde".

A perspectiva contemporânea de relacionar a educação física à saúde representa um estado amplo de bem-estar resultante da participação na atividade física e procura inter-relacionar as variáveis associadas à promoção da saúde. Remete, portanto, a um novo conceito de exercício saudável, no qual os benefícios ao organismo derivariam do aumento do metabolismo (da maior produção de energia diariamente) promovido pela prática de atividades moderadas e agradáveis, Gentile (2000). Vários autores e entidades ligados à educação física ratificam este entendimento. Barbanti,1991; Böhme, 1994; Nahas et al. , 1995; Freitas Júnior, 1995; Petroski, 1997; Lopes, 1997; Ribeiro, 1998; Fechio, 1998; Glaner, 1998; Zago et al., 2000.

Recentemente, a relação atividade física e saúde vem sendo gradualmente inserida no enfoque da qualidade de vida, o qual tem sido incorporado ao discurso da Educação Física. O que tem estabelecido melhores padrões na relação positiva entre atividade física e qualidade de vida, demonstrando sua maior expressão.

Silva (1999), ao distinguir a qualidade de vida em sentido geral (aplicada ao indivíduo saudável) da qualidade de vida relacionada à saúde (aplicada ao indivíduo sabidamente doente), vincula à prática de atividade física à obtenção e preservação da qualidade de vida.

Observa-se nos eventos científicos, nacionais e internacionais, realizados nos últimos anos, a ênfase dada a esta relação. Muitas são as declarações documentadas neste sentido.

Segundo a Organização Mundial da Saúde – OMS, o papel desempenhado pelos profissionais de saúde pode ajudar a tornar eficazes os programas de controle do tabaco no mundo, ampliando as medidas legislativas e de regulação de preços, das medidas educativas, através de campanhas para informação da população sobre os efeitos do tabagismo, além de outras relacionadas à dependência da nicotina para deixar de fumar.

Zelar pela qualidade dos serviços e, por conseqüência, contribuir para a melhoria da saúde da população e da qualidade de vida, constituem o compromisso primordial do profissional de educação física. Apesar dos obstáculos encontrados pela falta de condições de trabalho desses profissionais e pela baixa remuneração dos mesmos.

São cada vez mais evidentes e conscientes estes conceitos emitidos por autoridades que estão na vanguarda do verdadeiro sentido da nova filosofia defendida por este sistema.

O professor de educação física é um dos profissionais com maior responsabilidade sobre a qualidade de vida das pessoas, é o especialista do exercício físico, favorecendo, assim, iniciativas em defesa da saúde e da melhoria da qualidade de vida.

A atividade física é uma necessidade constante, desta forma, o professor de educação física, a partir de um processo de formação de trabalho de uma equipe multidisciplinar, deverá trabalhar visando a prevenção do tabagismo e ainda uma sensibilização dos jovens e das crianças.

O professor de educação física é um educador do físico, aspecto este que tem uma grande influência na saúde. Ele é um promotor da saúde do povo, deve, portanto, utilizar este perfil na promoção de eventos que contribuam para o desenvolvimento e aprimoramento do indivíduo como um todo.

Ao moldar suas condutas para o bem e ensinar o gosto pela prática de atividades saudáveis, estimulará no jovem a valorização da vida e o gosto por hábitos que possam cultivar ao longo da vida.

Existem vários programas de apoio que estimulam os fumantes a pararem de fumar, entre eles o Programa de Atendimento do Grupo Multidisciplinar do UBAS – HU, com grupos operativos e/ou atendimento individual – (consulta e reconsultas), com o objetivo de proporcionar um espaço para discussão de experiências, auxiliando as pessoas motivadas a parar de fumar. Há também o Programa de Prevenção ao Uso de Drogas da USP (PRODUSP), desenvolvido pelo Hospital Universitário (HU) e ligado ao Grupo Interdisciplinar de Estudos de Álcool e Drogas (GREA) do Hospital das Clínicas, e que conta com a colaboração do CEPEUSP – Centro de Práticas Esportivas da USP, na recuperação dos dependentes químicos. Os dependentes de álcool, tabaco ou outras substâncias são encaminhados para as turmas do Programa de Atividades Físicas do CEPEUSP, por meio do Núcleo de Psicologia do Esporte e Atividade Física (NUPSEA) do CEPEUSP.

Neste aspecto vale a pena citar o recente estudo realizado pelo NUPSEA, para investigar a atividade física na evolução da qualidade de vida, utilizando o SF-36 como instrumento de avaliação, em pacientes com depressão ou dependência química.

O objetivo do estudo foi apresentar análises estatísticas descritivas que pudessem indicar ou sugerir que aspectos da qualidade de vida melhoram nos indivíduos dos cinco grupos estudados: álcool, drogas, tabaco, familiares e depressão. O resultado apresenta uma série de conclusões interessantes, relacionadas com a atividade física e os oito aspectos da qualidade de vida que o questionário investiga: capacidade funcional, aspecto físico, dor, estado geral, vitalidade, aspecto social, aspecto emocional e saúde mental.

As atividades realizadas pelos pacientes dependentes químicos foram: caminhada, natação, yoga, karatê, musculação, executiva, localizada, fitness, alongamento e atividade individual. O grupo dos depressivos foi dividido em três modalidades: fitness, caminhada e alongamento.

Com relação ao grupo de tabagismo, houve a participação de 46 indivíduos nas seguintes atividades: caminhada, natação, yoga, localizada, musculação, executiva, atividade física individual e fitness.

A dificuldade na realização de atividades diárias apresenta-se maior no grupo dos depressivos com relação aos grupos: álcool, tabaco e drogas. De um modo geral, as pessoas dependentes de álcool e tabaco aparentaram aspecto físico melhor que os usuários de droga, que por sua vez não precisaram de tanto esforço para realizar atividades quanto os depressivos e familiares (pessoas que convivem com alcoólatras ou droga-adictos e também fazem tratamento no PRODUSP). Cerca de 30% dos familiares aparentaram sentir mais dores que os demais grupos, já nos depressivos a intensidade da dor fez-se mais presente em cerca de 70%. De um modo geral, os dependentes de drogas aparentaram ter menos dor que os demais grupos. Aparentemente os depressivos apresentaram respectivamente estado geral, vitalidade, aspecto social e saúde mental inferiores aos demais grupos. Já cerca de 60% dos familiares mostraram uma melhor qualidade de vida nestes quatro aspectos; observa-se que cerca de 20% dos familiares, 30% dos tabagistas, 30% dos dependentes de álcool e 40% dos usuários de drogas apresentaram o pior estado emocional que uma pessoa poderia atingir, como já era esperado, cerca de 70% dos depressivos se encontram nessa situação. Em 80% dos familiares a ansiedade e depressão se fizeram menos presentes que nos demais grupos.

De um modo geral, os depressivos aparentaram uma pior qualidade de vida nos oito aspectos específicos do questionário SF-36, sendo superado apenas no aspecto físico por 60% dos familiares.

Para o grupo dos depressivos o aspecto físico nas 3 fases do tratamento para as modalidades: caminhada, alongamento e fitness, cerca de 50% das pessoas que iriam realizar fitness ou alongamento apresentaram aspecto físico não satisfatório no que diz respeito à qualidade de vida. Já nas pessoas que iriam praticar caminhada, isso acontece em aproximadamente 20%; após dois meses do início do tratamento aparentemente ocorreu uma melhora no aspecto físico dos 3 grupos. Nos grupos que realizaram alongamento ou fitness houve uma diminuição na dificuldade em realizar atividade física, isso ocorreu em cerca de 40%. As pessoas que fizeram caminhada e apresentaram má qualidade de vida na fase inicial, cerca de 20%, conseguiram sair do estado crítico melhorando sua qualidade de vida. A melhora foi ainda maior: a diminuição na dificuldade em realizar atividade física passou de 40 para 50%, tanto para as pessoas que fizeram alongamento quanto para as pessoas que realizaram fitness. O grupo que realizou a caminhada saiu da fase crítica do tratamento, ou seja, não apresentou mais tanta dificuldade na realização de atividades quanto os grupos fitness e alongamento. De um modo geral, a melhora na qualidade de vida com relação ao aspecto físico ocorreu de forma gradativa. O grupo que realizou alongamento, apesar de ter diminuído a dificuldade na realização de atividades, apresentou qualidade de vida, com relação ao aspecto físico, inferior aos grupos fitness e caminhada. O grupo que caminhou apresentou qualidade de vida superior aos demais grupos com relação ao aspecto físico.

Observou-se também uma melhora do nível de vida dos pacientes envolvidos com a evolução do estudo.

É evidente que a participação nas atividades físicas do CEPEUSP, como tratamento complementar junto ao PRODUSP, mudou a qualidade de vida dessas pessoas, mesmo tendo outros problemas tão difíceis de enfrentar quanto o tabagismo.

Mas, o melhor caminho é assegurar um sistema de reconhecimento, validação e certificação de competências adquiridas, envolvendo os pais e alunos de todas as escolas do sistema da escolaridade obrigatória, visando a promoção da educação permanente de informações sobre a ação das tais substâncias químicas e do tabagismo no organismo e males relacionados à dependência, visando à prevenção de doenças na população.

Resumindo, uma mudança de postura dos pais através de ações que estimulem a adoção de comportamentos e estilos de vida saudáveis e que contribuam para a redução da incidência e mortalidade por câncer e doenças relacionadas ao tabagismo no país, ou seja, uma ação preventiva.

Na Conferência Geral da Organização das Nações Unidas para a Educação, a Ciência e a Cultura, celebrada em Paris, em sua 20ª reunião, no dia 21 de novembro de 1978, foi proclamada a "Carta Internacional da Educação Física e do Desporto", onde em seu artigo primeiro destaca que "a prática da Educação Física e do Desporto é um direito fundamental para todos" e em seu inciso terceiro assinala que "se deverão oferecer oportunidades especiais aos jovens em idade pré- escolar e às pessoas de idade avançada e aos deficientes, a fim de fazer possível o desenvolvimento integral de sua personalidade graças aos programas de educação física e desporto adaptados às suas necessidades".

Sem sombra de dúvida, somando-se os direitos às necessidades de cada indivíduo, o professor de educação física obterá uma ação que reforçará em muito sua habilidade de influenciar e repercutir positivamente em outros seres humanos, planejando e dosando o movimento humano, utilizando-se das leis psicobiológicas do organismo humano, a partir das leis pedagógicas, se tiver um domínio das mesmas e conhecimento para colocá-las em prática.

Educação física, desporto, atividades físicas é um direito e uma necessidade fundamental para todos.

Para os professores de educação física, educadores de práticas esportivas, técnicos esportivos, mestres ou doutores e demais profissionais da área de atuação é um desafio e uma obrigação e, acima de tudo, é uma missão, fazer despertar a valorização pelo amor ao corpo e à vida, o incentivo para encontrar nas atividades físicas a saúde, elevar a auto-estima, a autoconfiança e a gratidão pelo físico que cada um possui e que deve aprender ter a responsabilidade de cuidar.

Cumprindo assim sua missão, este profissional, com alegria nos olhos, e satisfação no coração, perceberá que melhorou a qualidade de vida de muitas pessoas, incluindo a sua própria.

Sugestões para iniciativas que os profissionais de educação física podem oferecer em uma equipe multidisciplinar:

- Dinâmicas de grupo, apresentação de danças, teatros e músicas, centralizando-se no tema tabagismo.
- Pesquisa/entrevista (preenchimento secreto) com todos os alunos das escolas, para averiguação do conhecimento, uso e opinião sobre os males do tabagismo.
- Elaboração de frases e textos como valorização da vida para serem utilizados como nomes de equipes de jogos.
- Pesquisa na Internet sobre tabagismo e seus efeitos no organismo.
- Teatro sobre o tabagismo. Apresentação num concurso de teatro.
- Desenho entre o paralelo da vida do fumante e a vida do não-fumante.
- Confecção de murais e painéis antitabagismo, para colocar na quadras esportivas.

BIBLIOGRAFIA

Banco Mundial. A epidemia do tabagismo: Os governos e os aspectos econômicos do controle do Tabaco. *The World Bank*, agosto, 1999.

Barbanti V. Aptidão Física e Saúde. Revista Festur, Curitiba, v.3, n.1, p.5-8, 1991.

Dolo, R, Peto R. 9ª Conferência Mundial sobre Tabaco e saúde. Paris, 1994.

Doll, R, Peto R, Wheatley K et al. Mortality in relation to smoking: 40 years' observations on male. *British Doctors. BMJ*, 1994; 309:301-310.

Böhme MTS. Aptidão Física: Importância e Relações com a Educação Física. *Revista Mineira de Educação Física*, Viçosa, v.2, n.1, p.17-25, 1994.

Carta Internacional De La Educación Física Y El Deporte UNESCO. Paris, 1978.

Fechio JJ, Corona E, Fechio CJ et al. Influência da atividade física para portadores do vírus HIV. *Revista Brasileira de Atividade Física & Saúde*, v.3, n.4, p.43-56, 1998.

Gentile M. Promoção da Saúde (Extraído do Site: http://www.saude.gov.br/programas/promocao/promoc.htm).

Glaner MF, Neto CS P, Zinn JL. Diagnóstico da aptidão física relacionada à saúde de universitários. *Revista Brasileira de Atividade Física & Saúde*, v.3, n.4, p.35-41, 1998.

Internacional Agency of. Reaserch In Cancer (IARC). Environmental Carcinogens mathods of analysis and exposure measurement. Passive Smoking, vol.9, *Scientific Publications*, n.31, Lyon, France, 1987.

Lopes AS, Pagani MM. Avaliação de um Programa de atividade física relacionado à saúde do toxicômano. *Revista Kinesis*, Santa Maria, n.15, p.45-54, 1998.

Manifesto de São Paulo para Promoção da Atividade Física nas Américas. *Revista Brasileira de Ciência e Movimento*. Brasília, v.8, n.1, Janeiro 2000.

Jornal de Brasília. O Tabagismo no Brasil, 14/04/2005.

Forte Freitas, Jr I. Aptidão Física Relacionada à Saúde em Adultos. *Revista Brasileira de Atividade Física e Saúde*. v.1, n.2, p.39-48, 1995.

Ministério da Saúde. Secretaria de Assistência à Saúde. Instituto Nacional de Câncer – INCA. Falando sobre Tabagismo. 3ª edição, 1998.

Ministério da Saúde. Instituto Nacional de Câncer/Fundação Getúlio Vargas. Cigarro Brasileiro. Análises e Propostas para Redução do Consumo. Rio de Janeiro, 2000.

Ministério da Saúde. Secretaria de Assistência à Saúde. Instituto Nacional de Câncer – INCA. Estimativas da Incidência e Mortalidade por Câncer. Rio de Janeiro: INCA, 2002.

Nahas MVP, Waltrick, MC, Araújo AC et al. Educação para a Atividade Física e Saúde. *Revista Brasileira de Atividade Física e Saúde*. v.1, n.1, p. 57-65, 1995.

Petroski CE. Efeitos de um Programa de Atividades Físicas na Terceira Idade. *Revista Brasileira de Atividade Física & Saúde*, v.2, p.34-40, 1998.

Rosemberg J. Pandemia do Tabagismo – Enfoques Históricos e Atuais São Paulo – SES, 2002.

Ribeiro SNP. Atividade física e sua intervenção junto à depressão. *Revista Brasileira de Atividade Física & Saúde*, v.3, n.4, p.73-79, 1998.

Silva MAD. Exercício e Qualidade de Vida. In: Chorayeb N & Barros T. O Exercício, São Paulo, Atheneu, 1999.

U.S. Department of Health and Human Services. The health consequences smoking: a report of the Surgeon General. Washington DC; U.S. Government Printing Office, 2004.

World Health Organization. World no-Tobacco Day. Tobacco and poverty: a vicious circle, 2004.

World Health Organization (WHO). Tobbaco Free Iniciative. http://www.who.int/tobacco/en

Zago AS, Polastri PF, Villar R et al. *Revista Brasileira de Atividade Física & Saúde*, v.5, n.3, p.42-51, 1998.